COLLECTION CHOISIE DES ANCIENS SYPHILIOGRAPHES

JEAN DE VIGO

LE MAL FRANÇAIS

1514

Traduction et Commentaires

PAR

ALFRED FOURNIER

Professeur agrégé de la Faculté de Paris,
Médecin des hôpitaux.

A PARIS

CHEZ G. MASSON

LIBRAIRE DE L'ACADÉMIE DE MÉDECINE

PLACE DE L'ÉCOLE-DE-MÉDECINE

1872

LE MAL FRANÇAIS

JEAN DE VIGO

LE MAL FRANÇAIS

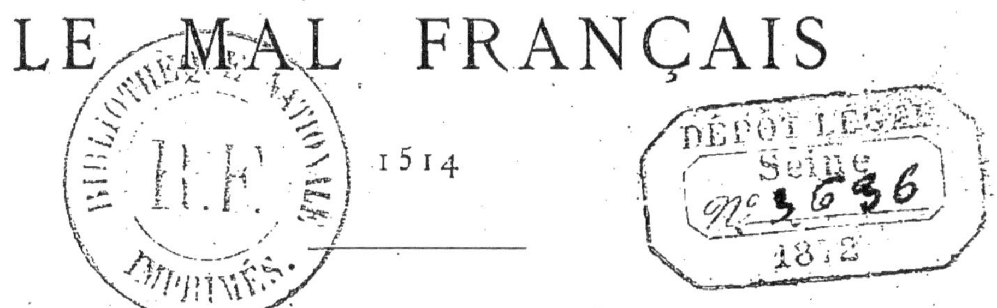

1514

Traduction et Commentaires

PAR

ALFRED FOURNIER

Professeur agrégé de la Faculté de Paris,
Médecin des hôpitaux.

A PARIS

CHEZ G. MASSON

LIBRAIRE DE L'ACADÉMIE DE MÉDECINE

PLACE DE L'ÉCOLE-DE-MÉDECINE

1872

AVANT-PROPOS

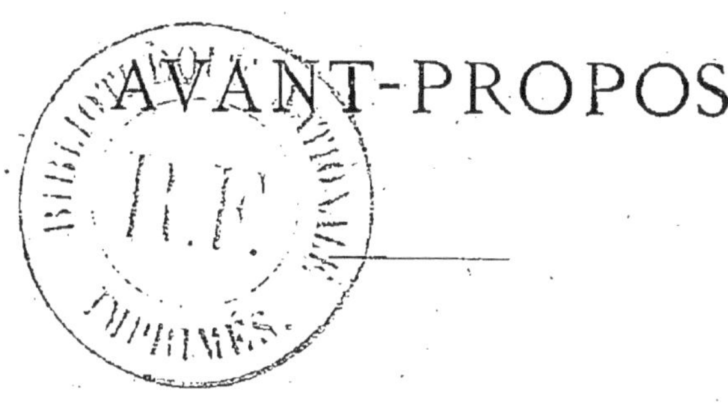

UNE LETTRE D'OUTRE-TOMBE

AUX SYPHILIOGRAPHES DU XIXe SIÈCLE,

JEAN DE VIGO, SALUT.

Chers successeurs, chers confrères,

Les communications sont difficiles et rares entre votre monde et celui que j'habite depuis plus de trois siècles. Une occasion toutefois se présente pour mettre en défaut la surveillance de mes sévères gardiens. Je la saisis, et j'ai quelque espoir que cette missive puisse arriver en vos mains, si elle parvient à franchir les lignes de notre sombre empire.

Aussi bien, depuis longtemps je désirais causer

avec vous, autant pour rendre un hommage mérité aux hommes et aux travaux de votre siècle que pour vider de vous à moi une petite querelle, pour vous demander compte du dédain en lequel vous semblez tenir nos écrits, pour élever en faveur de nos droits, de nos droits à nous, pauvres vieux oubliés, une aussi tardive que juste revendication.

N'allez pas vous méprendre, toutefois, sur l'objet et le but de cette lettre d'outre-tombe. Notre intention, à moi comme à mes contemporains au nom desquels je vous écris, notre intention, dis-je, n'est pas de vous amoindrir à notre profit et de nous approprier ce qui est votre légitime bien. Détachés dans notre monde des intérêts et des vanités terrestres, n'ayant en vue que le respect du cuique suum, nous ne réclamerons strictement, soyez-en sûrs, que la justice qui nous est due.

Cela dit, j'entre aussitôt en matière.

Une de vos plus chères prétentions, Messieurs du XIXe siècle, c'est d'avoir introduit l'ordre et la méthode dans ce que vous appelez le chaos primitif des affections vénériennes, d'avoir distingué « dans ce pêle-mêle où tout n'était que confusion avant vous » des espèces morbides différentes, et surtout d'avoir reconnu l'essence propre, l'individualité pathologique du mal français. A vous entendre, tout n'était avant vous que ténèbres et ignorance ; mais vous êtes venus, et la lumière s'est faite, et la science s'est constituée. Si bien que notre lot, à nous comme à tous ceux qui vous ont précédés, c'est de n'avoir rien compris à ce que nous observions, c'est d'avoir tout confondu, c'est d'avoir vécu scientifiquement dans une anarchie profonde. Par Esculape, notre patron en ces lieux, la prétention est trop forte et l'accusation trop injuste pour ne pas exiger de notre part une riposte sévère. L'occasion se présente de faire revivre nos droits méconnus ; je ne la laisserai pas échapper.

Ah ! que votre siècle, jeunes confrères, ait trouvé les affections vénériennes dans un désarroi véritable, qu'avec un peu d'exagération vous avez qualifié du nom de « chaos », cela je vous l'accorde. Qu'un chirurgien justement illustre de votre temps ait rétabli l'ordre dans ce pêle-mêle, ait distingué ce qu'on avait eu tort de confondre et divisé ce qu'on avait arbitrairement réuni, cela encore, je le reconnais, et nul plus que moi n'applaudit à cette restauration scientifique qui a valu à son auteur un grand et légitime renom. Mais respect à l'histoire, je vous prie. Plusieurs siècles se sont écoulés de nous à vous, plusieurs siècles, entendez-vous bien. Chacun d'eux a produit son œuvre et chacun a ses droits. Pourquoi les confondre tous, comme vous le faites, dans une réprobation générale? Distinguez, s'il vous plaît. Condamnez les erreurs de l'un sans les attribuer à un autre qui n'en peut mais, et rendez à chacun en particulier la justice qui lui est due. Cette récrimination vous paraît-elle vague ou obscure? Soit, je vais essayer de la rendre plus précise et plus claire.

*Vous avez sauvé de l'anarchie les affections vénériennes, c'est entendu. Mais cette anarchie est-elle notre fait à nous, à nous les médecins du XV*ᵉ *et du XVI*ᵉ *siècles, à nous les ouvriers de la première heure? Il vous plaît de nous l'attribuer, ou du moins de nous en faire partager la responsabilité commune avec tous ceux qui vous ont devancés. Or, cette responsabilité, permettez-nous de la décliner énergiquement et de la laisser à qui de droit; à qui de droit, c'est-à-dire à nos successeurs, aux siècles qui nous ont suivis, voire même au vôtre pour une certaine part. Loin d'être coupables, en effet, des confusions et des erreurs dont vous nous gratifiez injustement, nous tenons à honneur d'avoir compris et distingué les pre-*

miers ce que vous avez compris et distingué plus
tard, et ce que d'autres après nous eurent le
tort de méconnaître et de confondre. Nous tenons
à honneur, pour spécifier nos prétentions, d'avoir
compris la diversité des affections vénériennes,
d'avoir distingué dans ce groupe complexe des
espèces morbides différentes, et plus particulièrement encore d'avoir affirmé l'essentialité propre
de la maladie nouvelle que nous vîmes surgir de
notre temps, le mal français.

Si je voulais discuter avec vous ces divers
points, ce ne serait plus une lettre, ce serait un
dossier complet que j'aurais à vous adresser. Li-
mitons donc le débat, et pour aujourd'hui, si vous
le voulez bien, ne parlons que de la dernière et
de la plus importante de ces maladies, celle à qui
notre contemporain Fracastor a donné le nom de
Syphilis.

Je conçois, chers confrères, toute la satisfaction que vous assurez à votre amour-propre en
vous répétant à vous-mêmes que vous avez été les
premiers à séparer et à distinguer la syphilis, en
tant qu'espèce morbide, de toutes les autres affections vénériennes. Mais la prétention est étrange,
en vérité. Il faut, pour l'avoir émise, que vous ne
nous ayez jamais lus, et il me vient un soupçon désobligeant pour notre vanité, c'est que nos

pauvres livres doivent dormir chez vous d'un sommeil profond et chronique sur des casiers couverts d'une poussière respectée. Si peu, en effet, qu'il vous eût pris l'envie de les feuilleter, vous auriez vu ceci, c'est qu'à l'époque où ce mal parut pour la première fois parmi nous, loin de le confondre avec les affections vénériennes qui nous étaient familières, nous le décrivîmes tous comme un mal absolument spécial et nouveau, dont nous n'avions jamais entendu parler, que nous ne connaissions ni par nous-mêmes ni par les écrits de nos prédécesseurs. Ce mal ne nous parut assimilable à aucune autre maladie, et nous le considérâmes tous comme une individualité pathologique nouvelle. Ouvrez nos livres, et vous verrez la syphilis naissante qualifiée par nous des dénominations de morbus novus, morbus incognitus, inauditus, monstruosus, etc., toutes épithètes assez significatives, je pense, et qui ne sauraient vous laisser le moindre doute sur notre pensée[1]*. Ouvrez nos livres, et vous y trouverez encore une preuve ma-*

---

1. Voir au besoin les témoignages de : J. Grunpeck ; — A. Benedict ;—J. Benedict ; — F. de Villalobos ; — C. Gilini ; — A. Montagnana ; — P. Pinctor ; — J. Widman ; — Nicolas Léonicène ; — G. Torella ; — A. Beniveni ; — W. Hock de Brackenaw ;— J. Catanée ;— Cl. Clementinus ; —P. Trapolin ; — M. Brocard ; — P. Bembo ; — P. Maynard ; — Ulrich de Hutten ; — Jacques de Béthencourt ; — L. Phrisius ;— P. A. Matthiole ;—A. Ferry ;—J. Fracastor ; — J.-B. Fulgose, etc.

térielle de la distinction profonde, radicale, que nous avions établie d'emblée entre la maladie nouvelle et les autres affections vénériennes préexistantes ; vous y trouverez des chapitres absolument distincts consacrés d'une part à la description du mal français, et à celle des autres affections vénériennes d'autre part. Cette preuve matérielle, typographique, est-elle de nature à vous convaincre, et que voulez-vous de plus probant ?

Je n'insiste pas ; l'évidence est formelle. Donc, longtemps avant votre siècle, nous connaissions la multiplicité des affections vénériennes ; et longtemps avant vous, notamment, nous sûmes distinguer l'individualité nosologique de la vérole. Vous n'avez pas été les premiers à dire : « Les maladies vénériennes sont multiples aussi bien que différentes ; et, pour être l'une de ce maladies, la vérole n'en est pas moins distincte de toutes les autres comme caractère et comme nature. » Cela, vous avez eu à le redire dans votre siècle, à le redire après nous et à le soutenir contre de nombreux opposants ; mais cela, sachez-le bien, nous l'avions vu et dit avant vous ; et sur ce point en particulier nous étions tout aussi avancés en l'an 1500 que vous l'êtes au XIXe siècle, veuillez ne pas le méconnaître.

Seconde querelle. Vous vous flattez d'avoir été les premiers à découvrir ce que vous appelez les grandes lois, les lois primordiales de la vérole, à savoir : le début de la maladie par une lésion d'apparence locale au point même où s'est exercée la contagion, en ce point seul et non ailleurs; — l'isolement consécutif de cette lésion, qui, pour un certain temps, constitue l'expression unique de la maladie ; — l'explosion à terme fixe, après cette période en quelque sorte muette, d'accidents multiples et divers, témoignant par leur dissémination d'une sorte d'empoisonnement de l'organisme, d'une disposition morbide générale ; — et enfin la distribution de ces accidents suivant un certain ordre, lequel établit entre eux une véritable hiérarchie chronologique et divise la maladie en une série de stades ou périodes. — Toutes ces vérités, vous vous attribuez complaisamment le mérite de les avoir découvertes et promulguées. Eh bien, soit dit à votre grande surprise, tout cela nous le connaissions dès le XVe et le XVIe siècle; tout cela nous l'avions énoncé dans nos écrits. Vous en doutez? Force m'est alors d'entrer dans les détails et de produire mes preuves.

Tout d'abord, nous avons connu et décrit l'accident spécial auquel vous réservez, dans votre nomenclature moderne, la dénomination de chan-

cre. *Que nous ne lui ayons pas donné ce nom, peu importe; l'essentiel est que nous en ayons spécifié la nature et les caractères; l'essentiel est que nous l'ayons reconnu comme le symptôme initial de la maladie, se produisant et se localisant au lieu même où s'est exercée la contagion. Or, en maints endroits de nos livres, vous trouverez signalée cette lésion locale, locale d'apparence au moins, comme préludant aux autres accidents de la maladie et se manifestant là seulement, exclusivement là où la contagion s'est portée. Exemples :*

« Le mal français, dit TORELLA, *débute le plus souvent par les parties génitales*, et cela, pour une raison bien simple, parce que ces parties ont été exposées à la contagion... Si toute autre partie était touchée par le *contagium*, ce serait elle qui subirait l'infection la première. Voyez, comme exemple, ce qui se produit chez les nourrissons ; le mal chez eux débute par la bouche et par le visage... Nicolas Valentin, mon ami, eut rapport avec une femme affectée de pudendagre (mal français ; il fut aussitôt frappé du même mal, qui tout d'abord se porta sur la verge, comme cela arrive le plus souvent en pareil cas... Il se produisit sur la verge un *ulcère sanieux et virulent*, avec une sorte de *callosité* qui rayonnait longitudinalement vers les aines, etc... »

P. MAYNARD : « Le mal français débute le plus habituellement par les parties génitales... Il se produit là des *boutons qui s'ulcèrent* le plus souvent... J'ai vu ces boutons sur plusieurs malades devenir aussi durs qu'une verrue, qu'un poireau, etc.... »

J. DE BÉTHENCOURT : « Si la contagion résulte du commerce vénérien (ce qui est le cas de beaucoup le plus habituel), *les premiers symptômes de la maladie apparaissent toujours sur les organes génitaux* où se produisent des ulcères virulents et sanieux... Si la maladie a été contractée d'une autre façon, indépendamment par exemple de tout rapport vénérien, des *ulcères* semblables se manifestent *sur les parties qui ont été exposées à la contagion.* C'est ainsi qu'on les voit se développer sur la bouche des nourrissons qui ont été infectés par leurs nourrices. »

N. MASSA : « L'infection se gagne le plus souvent par le coït... Il se produit à la verge des *ulcères de mauvais caractère*, d'une dureté calleuse, longs et difficiles à guérir, etc. »

J.-B. THÉODOSE : « ... Ce qui me porte à croire que ce malade était affecté du mal français, c'est qu'il présenta comme première manifestation de sa maladie un *ulcère de la verge.* Or, tous les médecins qui ont traité de ce mal sont d'accord sur ce point, *qu'il fait son apparition première sur les parties génitales,* et qu'ensuite seulement il se répand dans tout le corps. »

P. JOVE : « Le nouveau mal se gagnait surtout dans les rapports sexuels. Il faisait son *apparition première* sur les parties génitales, qu'il *ulcérait,* qu'il corrodait, pour s'insinuer dans le corps. Puis il se portait de là sur d'autres points, etc... »

J.-B. MONTANUS : « Ce mal se prend le plus souvent par le coït... C'est une petite pustule ou un petit ulcère qui infecte tout le corps [1]. »

Etc., etc.

---

1. V. de même S. Aquilanus, Léonicène, A. Beniveni, Alménar, Matthiole, A. Lecoq, etc., etc...

2° *Nous n'avons pas méconnu davantage la particularité curieuse de cette période* muette *succédant à l'accident originel de la maladie, période qu'aujourd'hui vous appelez* la seconde incubation. *Nous l'avons même si peu méconnue, cette période, que j'ai cru moi-même pouvoir en fixer la durée à six semaines environ; évaluation qui, je le constate avec plaisir, est précisément celle que vous lui attribuez de vos jours. — Encore une découverte que vous vous seriez épargné la peine de faire si vous n'aviez pas dédaigné nos vieux écrits.*

3° *A ce singulier stade d'élaboration silencieuse succède une explosion d'accidents aussi multiples que variés, lesquels, loin de se borner au siége primitivement affecté, se portent sur tous les systèmes et attestent par leur généralisation qu'une* diathèse *a pris possession de l'organisme. Or, cette évolution, nous l'avons signalée. Ces accidents, nous les avons décrits, sinon tous, du moins le plus grand nombre. Cette diathèse enfin — et c'est là le point essentiel — nous l'avons comprise et affirmée. Voyez nos textes*[1] *et dites-moi si dans l'espèce nos prétentions sont mal fondées.*

---

1. Inutile de citer aucun texte relativement à la *généralisation* des accidents qui se produisent à un moment

4° Enfin, est-il plus vrai que nous vous ayons laissé le soin de reconnaître les lois qui président à l'évolution générale de la maladie, la hiérarchie chronologique à laquelle semblent soumis ses accidents, la division possible de la diathèse en un certain nombre de stades successifs? Nullement, et sur tous ces points encore nous avons devancé vos découvertes. Je ne prétends pas certes que nous ayons, comme vous, formulé la chronologie de la vérole; mais, à coup sûr, nous l'avions pressentie, nous l'avions énoncée en principe, nous l'avons même, je puis dire, ébauchée [1].

donné. — Quant au caractère *diathésique* de l'affection, voy. Gasp. Torella, J. Catanée, J. de Béthencourt, N. Massa, etc., etc.,..

J. de Béthencourt entre autres, et plus qu'aucun autre, est très-explicite sur ce dernier point :

« Le mal vénérien, dit-il, est une *diathèse* reconnaissant comme origine le commerce sexuel et la contagion, se révélant à son début par des ulcères qui se produisent soit sur les organes génitaux, soit sur les parties où la contagion s'est exercée; altérant ensuite les humeurs, et se caractérisant alors par des éruptions, des tumeurs, des ulcères et des douleurs.... Ce mal offre bien plutôt les allures d'un affection chronique que d'une affection aiguë... Il est sujet à des récidives qui se produisent d'une façon presque fatale lorsque les malades ont fait usage de mauvais remèdes, ou ne s'astreignent pas à un régime convenable... Il reste quelquefois latent dans l'organisme pendant de longues années pour reparaître tout à coup alors qu'on s'y attend le moins, etc... »

1. V. notamment J. de Béthencourt et Thierry de Héry.

J. de Béthencourt : « Le mal vénérien est une diathèse..., se révélant *à son début* par des ulcères qui se produisent soit sur les organes génitaux, soit sur les parties où la contagion s'est exercée, altérant *ensuite* les hu-

Mais patience, car vous n'en avez pas encore fini avec moi. — Je poursuis.

Une des questions qui ont le plus agité votre

meurs et se caractérisant alors par des éruptions, des tumeurs, des ulcères et des douleurs. » — Après avoir parlé dans son livre des « *premiers* ulcères qui succèdent à la contagion », J. de Béthencourt énumère les différents symptômes qui caractérisent le mal vénérien, tels qu'éruptions, douleurs, ulcérations, tumeurs, etc., et il spécifie très-catégoriquement que ces derniers phénomènes ne se produisent qu'à la suite des premiers, *ultérieurement, consécutivement.* Il va même plus loin, et, parmi ces accidents consécutifs, il en distingue qui se produisent *à courte échéance* après les « premiers ulcères de contagion » (tels que les éruptions, les douleurs), et certains autres qui ne se manifestent qu'*après un temps assez long,* « *lorsque la maladie* est déjà ancienne, lorsqu'elle a vieilli », tels que lésions osseuses, ulcérations profondes, altérations viscérales, cachexie, etc. — N'est-ce pas là une ébauche de classification chronologique introduite dans la symptomatologie du mal français ?

De même Thierry de Héry : « Les symptômes de cette maladie sont plusieurs, desquels *les uns précèdent, les autres suivent, les autres surviennent.* Ceux qui précèdent font ulcères de diverse nature en la verge, ardeur d'urine ou pisse-chaude, bubons ou poulains..., lesquels servent quasi comme d'*avant-coureurs.* — Les autres, que nous appelons suivants ou *consécutifs,* sont pustules et ulcères naissans par tout le corps, principalement aux parties honteuses, au siége, à la bouche, à la teste, au front et aux émonctoires. Pareillement cheute de poil, communément dite pelade, douleurs articulaires, etc... — Les derniers, que nous appelons *survenants,* sont douleurs fixes de toute la teste, des bras, des jambes, principalement avec nodositez, où souvent sont les os cariez et corrompus, ulcères virulents et phagédéniques, scissures ou dartres aux mains, aux pieds, et autres parties du corps, vice provenant de chacune des concoctions avec marasmation et amaigrissement d'iceluy. » (La *Méthode curatoire,* etc., p. 133.)

siècle est celle de la contagiosité *propre à chacun
des groupes d'accidents qui composent le mal
français. Cette question, vous l'avez résolue, en
partie du moins, et résolue — soit dit incidemment — par certaines expériences qui ne sont guère
à votre honneur. En fin de compte, à quoi avez-
vous abouti ? Vous savez que les accidents primi-
tifs sont contagieux ; vous savez que certains accidents secondaires le sont également ; et pour les
tertiaires,.... vous ne savez rien. Vous présumez
aussi, d'un accord presque unanime, que la contagiosité de la maladie s'affaiblit avec l'âge et
s'épuise par degrés à mesure que vieillit l'infection. Or laissez-moi constater, non sans une certaine satisfaction d'amour-propre, que cette solution, dernier mot de la science actuelle, est
exactement* la nôtre, *la nôtre, entendez-le bien.
Nous ne disions pas autre chose au XVI*e* siècle,
et nous le disions dans les mêmes termes, comme
vous allez le voir. Personne tout d'abord ne mettait en doute la contagiosité des accidents initiaux ; celle des accidents consécutifs ne nous
semblait pas plus discutable, et dans maints endroits de nos livres vous nous verrez fournir des
exemples de nourrices infectées par des nourrissons ou de nourrissons infectés par des nourrices.
Quant à l'atténuation progressive du pouvoir contagieux de la maladie à des périodes de plus en
plus éloignées de son début, nous y avons cru*

comme vous, et l'un de nous entre autres a écrit textuellement ceci :

« Le mal vénérien est un mal contagieux .. Mais les accidents qu'il produit *à une époque avancée* semblent *dépourvus de tout pouvoir contagieux.* Nous savons par expérience que des malades affectés de ce dernier ordre d'accidents ont pu avoir rapport avec des sujets sains sans leur communiquer le moindre symptôme vénérien [1]. »

Et, tenez, puisque je suis sur ce terrain de la contagion, je ne le quitterai pas sans relever encore quelques imputations peu charitables à notre adresse. Vous nous raillez, pauvres vieux, de notre prétendue crédulité à l'endroit des origines de la maladie. A vous entendre, nous aurions sérieusement admis que le mal français pût dériver des causes les plus absurdes, se contracter par infection simple et sans contact, se développer spontanément, résulter d'intempéries atmosphériques, d'influences sidérales, d'aliments insalubres, etc. Que ces sottises aient pu trouver créance dans les premiers temps où un mal inconnu fit son apparition première, qu'elles aient survécu dans l'esprit d'un public ignorant, qu'elles aient même trouvé un écho complaisant dans les écrits

---

1. J. de Béthencourt, *Nouveau Carême de pénitence.* — Voir de plus ce que j'ai écrit moi-même sur le pouvoir contagieux du mal français *à ses diverses périodes.*

de quelques médicastres de notre temps, cela se peut ; mais c'est nous faire, en vérité, bien peu d'honneur, à nous, médecins sérieux, que de nous présenter à la postérité comme les complices de telles erreurs. Sachez-le bien, nous étions pleinement édifiés, dès notre époque, sur le caractère vénérien, sur les origines vénériennes du mal français. Nous savions parfaitement que la cause presque invariable de ce mal, c'était l'union sexuelle d'un sujet sain avec un sujet infecté[1]. *Ai-je dit autre chose, pour ma part, dans mon étiologie ? Et le fait même était si patent, il était d'évidence tellement notoire de nos jours, que l'un de nos contemporains proposa d'appliquer au mal français*, comme la dénomination qui lui convenait le mieux, *l'appellation nouvelle de* MAL VÉNÉRIEN, morbus venereus[2]. *Ce néologisme a bien sa signification, je pense*.

---

1. Je ne cite personne ici, parce qu'il faudrait citer la plupart de mes contemporains, de mes prédécesseurs et de mes successeurs. N'allez pas, du reste, tomber à ce propos dans une confusion trop souvent commise à notre préjudice. Certains d'entre nous, je le confesse, ont émis des hypothèses plus ou moins ridicules sur la genèse *première* de la maladie ; mais ils ne se faisaient pas pour cela la moindre illusion sur les causes de son *développement ultérieur*, sur sa nature essentiellement vénérienne. Genèse première d'un mal et mode ultérieur de propagation de ce mal sont choses fort différentes, que bien à tort vous avez assimilées. Distinguons, je vous prie, pour être justes ; ou plutôt distinguez.

2. Voyez encore ce que dit J. de Béthencourt à ce su-

Et cela même ne veut pas dire, veuillez le re-marquer encore, que nous ayons ignoré la possi-bilité de contagions différentes, s'exerçant en dehors du commerce sexuel. Loin de là. Nous avons connu et signalé les contagions non vénériennes, *celles, par exemple, des nourrices par les nour-rissons, comme toutes celles aussi qui peuvent ré-sulter d'un contact accidentel et* innocent. *Nous avons même connu ce que vous appelez aujour-d'hui la contagion médiate, celle qui se transmet par un intermédiaire inanimé, tel qu'un vêtement, un verre, un drap de lit, un linge souillé de pus virulent* [1]. *Et vous voyez qu'en somme notre étio-logie du mal français était, pour nous du moins, médecins et chirurgiens* sérieux, *tout aussi exacte et je dirai même presque aussi avancée que la vô-tre. Trêve donc à vos injustes railleries sur ce sujet.*

jet : « Nous autres médecins, nous ne doutons pas que cette maladie (le mal français) ne soit un résultat de la débauche... Nous croyons que c'est un mal *d'essence vé-nérienne.* » — L'origine vénérienne de la maladie était même appréciée du public intelligent de notre époque, des « gens du monde », comme vous dites au XIXe siècle. C'est pour cette raison que J. de Béthencourt (il nous l'apprend lui-même) ne voulut offrir la dédicace de son livre à aucun de ses contemporains ; « car, dit-il, celui qui accepterait le patronage compromettant de mon opus-cule encourrait, par cela seul, un trop fâcheux soupçon. »

1. Voy., par exemple, J. Bénédict ; — G. Torella ; — N. Massa ; — A. Lecoq ; — J.-B. Montanus, etc...

J'arrive à notre symptomatologie. Mérite-
t-elle davantage votre inattention et vos dédains?
Loin de nous, certes, la prétention d'avoir impro-
visé et parfait ce qui ne peut être l'œuvre que
d'une observation prolongée. Mais si nous n'avons
pas connu tous les accidents du mal français,
avouez que nous en avons découvert et signalé
bon nombre, et bon nombre des plus essentiels,
des plus importants. Lésion primitive constituant
ce que vous appelez aujourd'hui le chancre, éruptions cutanées multiples et diverses, érosions su-
perficielles des muqueuses, alopécie, pelade, douleurs articulaires ou péri-articulaires, douleurs
musculaires ou osseuses, névralgies, adénopathies
de forme froide et indolente, exostoses, caries,
nécroses, tubercules cutanés ou muqueux, gommes, ulcérations profondes et destructives, perforation du palais, affaissement ou disparition du
nez, etc., etc., tout cela nous l'avions observé et
nous l'avons décrit dans nos livres. Et je vous
fais grâce encore d'une foule d'autres symptômes que nous avons seulement entrevus et
signalés à nos successeurs, tels que les inflammations oculaires, la fièvre, les paralysies, la chlo-
rose, les troubles nerveux, etc... Il y a plus, c'est
que les accidents viscéraux du mal français ne
nous ont pas échappé. Les premiers nous avons
parlé des lésions spécifiques du foie, du larynx,
de la trachée, du poumon, de l'intestin, etc. Les

premiers encore nous avons décrit et cet accident local si redoutable que vous appelez le phagédénisme, et cet état général si grave auquel vous avez donné le nom de cachexie syphilitique. Nous ne vous avons pas davantage laissé le soin de constater le caractère remarquablement polymorphe de la diathèse, la diversité singulière de ses formes, tantôt bénignes, tantôt graves, et tantôt même malignes, son évolution d'allure essentiellement chronique, sa faculté surprenante de récidive et de récidive à longue échéance, voire même sa transmission par hérédité et la gravité propre de ses formes héréditaires.

Mais je m'arrête, car s'il fallait tout dire je n'en finirais pas, et cette lettre dépasserait de beaucoup l'étendue que je veux lui donner. Je m'arrête, car si je descendais aux détails, si je prenais en particulier chacun des symptômes ou des groupes de symptômes que je viens d'énumérer, je vous montrerais, — et cela m'entraînerait loin — que bon nombre de prétendues découvertes modernes ne sont que des redites, des emprunts faits au bon vieux temps. Entendons-nous bien toutefois. Je ne vous conteste en rien vos découvertes, car on découvre à vrai dire ce qu'on trouve.... quand on ne le connaît pas. Ce que je vous reproche seulement, c'est d'avoir pris la peine de découvrir ce qui était déjà trouvé, ce que d'autres avaient dit avant vous. Cela n'attaque en rien votre mérite; votre seul tort est d'être venus trois ou quatre siècles après nous.

Des preuves, des preuves, allez-vous dire peut-être. La suivante entre autres, je l'espère, sera de nature à vous satisfaire.

L'induration *du chancre, sur laquelle vous avez tant discouru, et dont un des vôtres, illustre entre tous, a tiré un si utile profit séméiologique, l'induration, dis-je, vous semblez vous l'approprier, et, à quelques réserves près, vous la donnez volontiers comme une invention de votre siècle. J'accorde que vous l'ayez mieux comprise, mieux interprétée que nous comme symptôme, mieux analysée surtout comme lésion. Mais, plus de trois cent cinquante ans avant vous, cette induration avait été vue, remarquée, décrite. C'était chose connue parmi nous que l'ulcère calleux du mal français. Nous disions : ulcère dur, ulcère calleux ; vous dites aujourd'hui : chancre induré. Les mots seuls ont changé ; mais que font les mots à la chose ? Soyez sûrs que le symptôme ne nous avait pas échappé sous une appellation différente, et, si vous en doutiez, veuillez vous reporter aux textes suivants :*

J. DE VIGO : « ... Les premiers symptômes de la maladie apparaissent presque invariablement sur les organes génitaux. Ils consistent en de petits boutons ulcérés... Ces boutons sont circonscrits par un *bourrelet d'une dureté calleuse.* »

PIERRE MAYNARD : « Le signe essentiel du mal français consiste en des boutons qui se produisent sur les parties génitales... Ces boutons s'ulcèrent le plus habituellement... Je les ai vus sur plusieurs malades devenir *aussi durs qu'une verrue, qu'un poireau, qu'un cor au pied* [1]. »

. N. MASSA : « Très-souvent, au début de la maladie, il se produit à la verge des ulcères de mauvais caractère, d'une *dureté calleuse* et d'une durée assez longue, etc. [2] »

A. LOBERA : « .. Il se produit parfois sur la verge des ulcères *durs* et *calleux*. Cela est un signe certain du mal français... [3] »

THIERRY DE HÉRY : « Les premiers et plus communs signes de ceste maladie sont ulcères *calleux* en la verge ou en la vulve... Bien est vray que les plus certains signes de la maladie sont quand, après ou pendant les ulcères des parties honteuses (*spécialement calleux et durs en leur racine*), apparaissent tumeurs aux aynes, etc... [4] »

Des symptômes passons au traitement, et voyons encore si, sur ce dernier point, nous avons été assez

1. Petri Maynardi Veronensis, *De morbo gallico*, tr. I, cap. IV.
2. Nicolai Massæ, *De morbo gallico liber*, tr. I, cap. VII.
3. Aloysii Loberæ, *De morbo gallico tractatus*, cap. II.
4. Thierry de Héry, *La Méthode curatoire de la maladie vénérienne, vulgairement appelée grosse vérole.*

pauvrement inspirés pour que votre siècle n'ait rien eu à imiter du nôtre ou à lui emprunter.

Un simple mot d'abord sur une méthode qui a fait grand bruit de votre temps, la cautérisation abortive. Sans plus de discours, comparez seulement ce que j'en ai dit à ce qu'en a dit le représentant le plus autorisé et le plus célèbre de la syphiliographie moderne. Le parallèle est curieux : même idée mère de part et d'autre ; et de part et d'autre même langage, mêmes termes ; identité complète de forme et de fond. Le rapprochement est flatteur, et je serais tenté de m'en enorgueillir, si cette méthode thérapeutique ne contenait, par malheur, pour une certaine part de vérité, une bien plus large part d'erreur, à laquelle je voudrais avoir le droit d'opposer un désaveu posthume.

Mais passons sur ce point et parlons de choses d'importance plus sérieuse.

Le remède, le grand remède du mal français, nous le possédions. C'est notre siècle qui, mettant à profit les données d'un empirisme aveugle, appliqua scientifiquement le mercure au traitement de la vérole. C'est nous qui, les premiers, avons étudié l'action de ce puissant spécifique sur les

éruptions, les douleurs, les ulcères du mal français, et d'une façon plus générale, sur l'ensemble
et l'évolution de la maladie. De même aussi que
ses propriétés et ses vertus, nous avons connu
ses inconvénients et ses dangers, notamment son
influence nocive sur la bouche et les dents. Qui
mieux que nous a décrit la stomatite mercurielle?
Vous n'avez rien, je pense, à nous contester sur
ce terrain.

Vous le rappellerai-je aussi, c'est à nous qu'est
due la méthode la plus active et la plus énergique d'administrer le mercure. C'est nous qui
avons institué le traitement de la vérole par les
frictions. Ce traitement, je le sais et je l'ai dit,
comporte des objections sérieuses, des inconvénients graves. Il n'est que trop puissant. Mais ce
n'est là, ce me semble, que le défaut d'une qualité,
defaut heureux qu'on peut corriger au besoin et
dont on a quelquefois lieu de profiter. J'accorde
que votre thérapeutique actuelle, plus douce et
mieux acceptée des malades, soit préférable à la
nôtre, comme méthode courante. Mais avouez
aussi, de votre côté, qu'elle reste parfois en défaut devant certains cas exceptionnellement graves
ou rebelles. Et comment alors suppléez-vous à
son insuffisance? N'est-ce pas à notre traitement,

n'est-ce pas à nos *frictions que vous demandez le plus habituellement un utile secours ? Praticiens du XIX*e *siècle, que faites-vous donc dans ces conditions que nous n'ayons fait près de quatre cents ans avant vous ?*

Et non-seulement nous avons découvert le mercure dans ses applications à la vérole, reconnu ses vertus, précisé son mode d'administration le plus actif; non-seulement aussi nous l'avons défendu contre les détracteurs qui ne lui faisaient pas défaut; mais, de plus — et ce n'est pas là ce à quoi nous tenons le moins — nous avons établi et formulé le traitement du mal français sur ses véritables bases rationnelles et scientifiques. Nous avons compris que ce mal ne résidait pas seulement dans ses symptômes appréciables, qu'il n'était pas contenu tout entier dans les accidents qui le révèlent à un moment donné; nous avons compris qu'il avait une existence propre, indépendante de ses manifestations, qu'il survivait à ces manifestations en tant que levain pathologique, en tant que diathèse, bref, qu'il constituait une disposition morbide chronique, essentiellement persistante. Conformément à ces idées, qui sont aussi les vôtres, nous avons institué contre lui une thérapeutique spéciale; nous avons recommandé que le mal ne fût pas abandonné à lui-même une fois ses accidents disparus ; nous avons voulu qu'à maladie chronique fût opposée médication chronique ; et c'est en vue de cette indication essentielle que moi-même j'ai vivement insisté dans mon livre sur la nécessité de traiter l'affection bien au delà de sa guérison apparente, de multiplier contre elle les assauts des remèdes que je supposais lui servir de correctifs et d'antidotes, de prolonger en un mot et de réitérer la cure, de façon à épuiser le venin morbide par une série de dépurations successives. Ces idées, je le constate avec bonheur, sont celles que vous professez actuellement ; cette pratique est aujourd'hui la vôtre. Mais, idées et pratique, tout cela date de loin, de bien loin, comme vous le voyez. Ce serait donc justice à vous d'en convenir.

J'ai dit, et sans élever contre vous d'autres revendications de détail, je termine cette longue épître par la réflexion suivante :

De toutes les périodes de la syphiliographie, celle qui est la plus distante chronologiquement de la vôtre en est la plus voisine doctrinalement. Les dernières années du XVe siècle, en effet, et les trente premières environ du XVIe composent une petite époque remarquable entre toutes, où

quelques-unes des grandes vérités édictées et pro
mulguées de votre temps ont été soit découvertes,
soit entrevues, où la diversité des affections vénériennes a été comprise, où l'essentialité du mal
français a été reconnue, où la doctrine syphilio-
graphique, en un mot, est restée pure de toutes
les confusions, de toutes les erreurs qui s'intro-
duisirent plus tard dans la science. Honneur à
cette époque ! Or, cette époque est la nôtre. C'est
pour rétablir et consacrer ses droits méconnus
que j'élève aujourd'hui la voix. C'est sa cause que
je suis venu plaider devant vous.

Ce plaidoyer, toutefois, n'allez pas le prendre
pour ce qu'il n'est pas, c'est-à-dire pour un réqui-
sitoire à votre adresse. Nul plus que nous ne res-
pecte vos travaux et ne rend mieux justice à cet
admirable XIXᵉ siècle qui a tant fait pour les
sciences en général et pour la nôtre en particulier. Notre seul grief à votre endroit est l'oubli
immérité auquel vous avez condamné nos vieux
livres, nos vieux écrits, qui contiennent certes
quelques découvertes réelles et nombre d'utiles
enseignements.

De notre temps, nous lisions les anciens ; nous
ne les lisions même que trop, et notre initiative,

notre individualité scientifique eut souvent à souffrir d'un respect exagéré pour la médecine grecque, latine ou arabe. Votre travers, à vous, aujourd'hui, est précisément inverse. Avides du nouveau, que vous confondez parfois avec le progrès, vous oubliez les anciens, et il suffit à un auteur d'avoir vieilli de quelques siècles pour ne plus jouir près de vous que d'une considération modérée, pour ne plus compter dans vos bibliothèques que de rares et indifférents lecteurs. « Place aux jeunes », dites vous. Et pour mieux laisser à ceux-ci le champ libre, vous sacrifiez parfois, vous oubliez les travaux des anciens. Comme si la science trouvait son compte à perdre en arrière ce qu'elle peut gagner en avant! Comme si le progrès, le véritable progrès, n'impliquait pas à la fois et l'acquisition de vérités nouvelles et la sauvegarde des vérités anciennes!... Mais je m'arrête, et je me résume en vous disant : « Place aux jeunes », sans doute ; votre devise est excellente, mais elle serait meilleure encore peut-être avec l'addition de « respect aux vieux ». Car les vieux ont du bon parfois, comme je vous l'ai montré, du bon que l'on oublie souvent ou même qu'on leur emprunte en certains cas..... sans le savoir.

Que cette lettre, très-chers confrères, vous

*porte le témoignage de mon affection; — et que
béni soit le nom du Seigneur notre Dieu!*

JEAN DE VIGO,

Ex-médecin de S S. le pape Jules II.

Pour copie conforme

Alfred FOURNIER.

Décembre 1871.

DU MAL FRANÇAIS

(Extrait de la *Chirurgie* de J. de Vigo,
Practica in arte chirurgica copiosa, lib. V).

I

Au mois de décembre de l'année 1494 (année où
le roi Charles VIII passa les Alpes avec l'armée
française pour reconquérir le royaume de Naples),
il se développa dans l'Italie presque tout entière
une maladie de nature jusqu'alors inconnue. Cette
maladie reçut des divers peuples qu'elle affligea
des dénominations différentes. Elle fut appelée
mal de Naples par les Français, qui prétendirent
l'avoir contractée à Naples et l'avoir rapportée de
là dans leur pays. Les Napolitains, de leur côté, lui
donnèrent le nom de *mal français*, parce qu'elle
s'était manifestée et répandue pour la première fois

en Italie à l'époque de l'expédition française. Les Génois l'appelèrent encore *lo male de le tavelle*, les Toscans *lo male de le bulle*, les Lombards *lo male de le brosule*, les Espagnols *las buas*. Chaque peuple, en un mot, lui assigna une dénomination à sa convenance. Peu importe du reste tel ou tel nom; l'essentiel pour nous, c'est de savoir traiter et guérir cette maladie.

C'était et c'est encore une maladie *contagieuse*.

La contagion dont elle dérive s'exerce surtout *par le coït*, c'est-à-dire par le commerce sexuel d'un homme sain avec une femme malade, ou inversement d'un homme malade avec une femme saine.

Les premiers symptômes de cette maladie se portaient presque invariablement sur les organes génitaux, c'est-à-dire sur la verge ou la vulve[1]. Ils consistaient en de petits boutons ulcérés, d'une coloration tantôt brunâtre et livide, quelquefois même noire, tantôt légèrement blanchâtre[2]. Ces

1. V. note I.

2. Nous reconnaissons là, avec ses attributs les plus essentiels, la lésion initiale de la maladie, celle que nous appelons aujourd'hui l'accident primitif ou le chancre. — V. note II.

boutons étaient circonscrits par un bourrelet d'une *dureté calleuse* [1].

On avait beau combattre ces premiers boutons par toute espèce de topiques ou de remèdes intérieurs, on ne parvenait que rarement à les empêcher de répandre leur venin dans tout l'organisme. Il se produisait alors sur les parties génitales des *ulcérations* nouvelles, aussi difficiles à guérir que promptes à repulluler après guérison [2]. Puis la peau se couvrait de boutons encroûtés ou de papules saillantes semblables à de petites verrues Ces éruptions occupaient surtout le front, le crâne, le cou, le visage, les bras, les jambes, et se répandaient même parfois sur toute la surface du corps [3]. — Telle était la marche qu'affectait la

1. Voici l'*induration* chancreuse signalée d'une façon très-explicite. — V. note III.

2. Ces lésions consécutives des organes génitaux sont évidemment celles que nous appelons actuellement *plaques muqueuses;* lésions, en effet, qui ne guérissent qu'avec une grande lenteur lorsqu'elles sont abandonnées à elles-mêmes ou mal traitées, et qui, de plus, présentent une singulière faculté de récidive lorsque la cause générale dont elles dérivent n'est pas combattue par une médication convenable.

3. Il nous est facile de reconnaître dans cette description, bien que succincte, les types d'éruptions dites de notre temps syphilides papuleuses, papulo-squammeuses, papulo-croûteuses, etc... Ces syphilides sont de beaucoup les plus communes; c'étaient elles naturellement qui devaient attirer tout d'abord l'attention des premiers observateurs.

maladie lors de son apparition première, et telle est encore celle qu'elle affecte aujourd'hui.

Ce n'est pas tout. Un mois et demi environ après le début des premiers symptômes[1], les malades étaient affligés de *douleurs*, assez vives pour leur arracher des cris d'angoisse. Ces douleurs occupaient tantôt la région frontale, tantôt les omoplates, les épaules et les bras, tantôt les tibias, les cuisses et les hanches.

Plus tard encore (un an ou même davantage à la suite de ces derniers accidents) il se développait des *tumeurs* d'une dureté squirrheuse (*scirrhositates*[2]) ou osseuse, qui provoquaient des souffrances effroyables. Les douleurs qu'elles excitaient avaient pour caractère de s'exaspérer pendant la nuit et de s'apaiser pendant le jour. Vainement alors prodi-

1. Que l'on remarque ce terme *d'un mois et demi* assigné par Vigo à l'invasion des premiers phénomènes consécutifs. C'est *identiquement* celui que nous fixons aujourd'hui à cette période intermédiaire (dite seconde incubation) qui sépare l'accident primitif des symptômes secondaires. Ainsi, aidée du secours d'observations nombreuses et des données expérimentales de l'inoculation, la science moderne n'a fait que répéter ce qu'avait dit trois siècles et demi auparavant notre vieil auteur.

2. Dénomination vague, indéterminée, sous laquelle devaient forcément se confondre des lésions différentes, telles que exostoses, périostoses, caries ou nécroses spécifiques, etc.

guait-on aux malades tout l'arsenal des remèdes à
vieille réputation sédative, rien n'y faisait. En fin
de compte, ces souffrances horribles aboutissaient
le plus souvent à des lésions des os ou de la membrane d'enveloppe des os, telles qu'il s'en produit
dans le *spina ventosa*. Souvent aussi elles lais-
saient à leur suite des incurvations des membres
ou des rétractions permanentes.

Dix-huit mois environ après le début de ce mal
honteux et déplorable[1], il se manifestait sur le corps
des *tumeurs apostémateuses*, constituées par une
matière visqueuse et phlegmatique, grosses environ
comme une châtaigne de moyen volume, offrant
au toucher une résistance comparable à celle d'un
tendon ou d'un nerf que la putréfaction commence à ramollir. Ces tumeurs, à la surface des-
quelles les téguments conservaient leur coloration
normale, mûrissaient en général par le fait d'une
évolution toute spontanée, sans intervention d'aucun remède, et s'ouvraient d'elles-mêmes. Du
reste, ouvertes naturellement ou artificiellement,
elles n'en dégénéraient pas moins en *ulcères*[2].

Quant à ces *ulcères* consécutifs, ils variaient
de forme à l'infini. A vrai dire, ils étaient suscep-

1. V. note IV.

2. Les lésions décrites ici sont évidemment ce que
nous appelons aujourd'hui les *gommes*, les tumeurs gommeuses tertiaires, etc. — V. note V.

tibles de revêtir tous les aspects, de prendre toutes les physionomies, parce que leurs caractères s'harmonisaient en quelque sorte avec la complexion et le tempérament de chaque malade.

C'est qu'en effet les manifestations multiples de ce mal odieux varient d'une façon incroyable d'un sujet à un autre. A ce point qu'on voit figurer à son bilan la plupart, j'oserai presque dire la totalité des maladies de cause antécédente[1] décrites par les médecins tant anciens que modernes! Jugez-en. Pour les apostèmes[2], en premier lieu, ne les rencontrons-nous pas dans le *mal français* sous toutes les variétés connues : apostèmes chauds, apostèmes avec mélange de matières froides, telles

---

1. C'est-à-dire de maladies dérivant de causes intérieures prédisposantes, « tels que vices constitutionnels ou humoraux, tempérament, pléthore, cacochymie, etc. »

2. *Apostème*. Dénomination générique très-mal définie, sous laquelle les anciens rangeaient des maladies d'espèces très-différentes. D'après la définition consacrée d'Haly-Abbas, l'apostème était « toute tumeur contre nature en laquelle matière est assemblée, faisant réplétion et distension ». On en distinguait plusieurs espèces et des variétés encore plus nombreuses. Les principaux types qui constituaient ce groupe morbide étaient, pour les apostèmes chauds, le phlegmon, les abcès, l'anthrax, l'érysipèle, le charbon, etc. ; pour les apostèmes froids, les engorgements ganglionnaires, les écrouelles, les polypes, etc., etc. Les hernies, le cancer, et nombre d'autres affections des plus diverses rentraient aussi dans la classe singulièrement artificielle des apostèmes.

que phlegme ou atrabile, apostème sanguin avec mélange de phlegme ou *phlegmon undimiades*[1], apostèmes enfin de tout genre et de toute forme ? N'observons-nous pas aussi dans ce même mal toutes les espèces possibles d'apostèmes froids et de tumeurs, comme engorgements glandulaires, écrouelles[2], *nodi*, taupes ou topinaires[3] pouvant aboutir à la carie des os du crâne, séphiros chancreux ou non chancreux[4], etc.? N'y voyons-nous pas figurer de même toutes les variétés de formica[5], d'éruptions sanieuses, suppuratives, herpétiques, anthracoïdes, etc., sans parler encore de la gangrène et de l'esthiomène[6]? Quant aux ulcères qui

---

1. *Phlegmon undimiades* (de undimia, œdème) ou phlegmon pituiteux. Variété de phlegmon dans laquelle, suivant les anciens, le phlegme ou pituite « prédominait sur le sang » comme humeur génératrice de la maladie.

2. V. note VI.

3. *Taupe, topinaire*, « variété d'apostème ainsi nommé de la tumeur qu'il fait sur la teste, comme la taupe fait sur la terre ».

4. *Sephiros*, « diction corrompue pour dire Schirros, tumeur dure et sans douleur ».

5. *Formica*, dénomination vague, appliquée soit aux différentes formes de l'herpès, soit à dès ulcérations mal définies, pouvant affecter le caractère corrosif ou serpigineux. — Les anciens distinguaient trois espèces de formica : *formica ambulativa, miliaris, corrosiva*. — « Formica ou formy, dit Gui de Chauliac, est une pustule ou pustules mauvaises, cholériques, sans largeur, avec inflammation et demangeson, cheminantes en la peau avec ulcération, rongement et virulence. Brief, formy n'est autre chose qu'un herpès malin, etc... »

6. Terme générique appliqué par les anciens à toutes les formes d'ulcérations extensives, envahissantes. « Es-

dérivent de ce mal, ils varient d'aspect presque à l'infini en modifiant leurs caractères suivant la complexion de chaque sujet; et l'on peut dire sans exagération qu'un examen attentif révèle dans cette maladie toutes les formes d'ulcères décrits jusqu'à nos jours : ulcères corrosifs, putrides, serpigineux (variété particulièrement commune), chancreux, gangréneux, virulents, malins, rongeurs, douloureux, purulents, caverneux, fistuleux, ossifluents, calleux et encroûtés, et plus spécialement encore toutes variétés chroniques et rebelles dont une sorte de génie occulte semble entraver la cicatrisation. Aussi ces ulcères, soit dit incidemment, offrent-ils le double caractère d'une guérison très difficile à obtenir et d'une tendance singulière aux récidives.

Il en est de même pour les douleurs, dont toutes les formes possibles, imaginables, se rencontrent dans cette maladie d'une façon commune : douleurs arthritiques généralisées[1], sciatique[2], podagre, chiragre, gonagre, etc.

D'autre part n'observons-nous pas comme manifestations de ce mal toute espèce de psore, le mort-

thiomène, diction grecque, vaut autant à dire que *mangeur*... Ulcère esthiomène est ulcère ambulatif et paissant à l'entour de soy. » (Isaac Joubert.)

1. V. note VII.

2. Remarquons cette mention de la *Sciatique syphilitique* à une époque si éloignée de nous.

màl[1], l'asaphati[2], et voire même une espèce de lèpre, sans parler encore de la teigne[3], de l'albaras[4],
de l'impétigo[5], du serpigo, de la goutte-rose[6]

1. *Mort-mal*, nom donné par les anciens à une sorte
d'éruption pustulo-crustacée, à grosses pustules et à
croûtes noires, susceptible de dégénérer en ulcérations
extensives, gangréneuses ou phagédéniques. « C'est, dit
I. Joubert, une des plus villaines et grosses rongnes, laquelle a de grosses croustes qui couvrent les ulcères
comme s'ils estoyent morts : dont elle a prins le nom. »
— « Mort-mal, dit Vigo, est une espèce de rongne ma-
ligne et corrompue, laquelle commence la pluspart ès
bras, aux cuisses et jambes, faisant pustules grosses et
crousteuses, dures, plaines de matières sanieuses... Les
dictes pustules deviennent souvent mauvaises et peuvent
se convertir en ulcères et en cancrenositez : et quand on
les scarifie profondément, les patients ne sentent point,
sinon un petit, et pourtant est appellé mort-mal, et se
convertissent souvent de cancrène à ascachilos ou à estio-
mène... Et les ulcères sont parfois profonds et malignes
avec chair morte... Cette maladie est contagieuse. On la
prend aucunesfois de femme préparée à la lèpre, ou qui
a eu compagnie de lépreux, de femme tigneuse, ou quand
elle a ses fleurs, etc... » (Trad. de N. Godin.)

2. « Sorte d'achor, de teigne ou de rasche », ayant pour
siége d'élection la face, la tête et le cou. — Nous en don-
nerons plus loin la description d'après J. de Vigo.

3. Dénomination générique donnée à *toutes* les éruptions du cuir chevelu.

4. *Albaras* ou *morphée blanche* est « tache en la peau,
sans asperité, escailles ou excoriation, ains plaine et lize,
de couleur blanche ». (I. Joubert.) — « Albaras, dit Vigo,
est mutation de la couleur naturelle de la peau en blan-
cheur sans ulcération, sans croustes et sans douleur...
Quand elle naist ès lieux auxquels il y a du poil, elle le
faict choir. » (Trad. de Godin.) — D'après cela, il nous
semble que l'albaras devait être une espèce de *vitiligo* ou
d'alopécie.

5. Variété de « rongne qui s'estend çà et là et s'espart
en divers lieux ».

6. *Goutte-rose* (*gotte rosée, couppe-rose*) se dit de

et du phlegme salé des pieds et des mains[1]?

Que de fois aussi n'avons-nous pas à traiter diverses affections oculaires provenant de la même origine , notamment une variété particulière d'ophthalmie froide avec obscurcissement de la vue[2]!

Que d'autres lésions encore issues de la même source, lésions aussi diverses que multiples! Énumérer et citer individuellement toutes les manifestations morbides de ce mal serait un long labeur. Je n'en mentionnerai plus qu'une seule pour terminer : c'est une petite fièvre (*febricula*[3]) qui, venant parfois se surajouter à tous les symptômes qui précèdent, conduit insensiblement les malheureux malades à la consomption, l'étisie progressive et la mort [4].

Ainsi que je l'ai dit, le mal français reconnaît toujours comme origine première le *commerce*

« rougeur estrange, laquelle s'engendre aux joues et aucunesfois vers le nez, avec pustules crousteuses, etc. » (J. de Vigo.)

1. *Phlegme salé* ou flegme salse, variété de « villaine et grosse rongne qui rend grand démangement et jette force ordure phlegmatique, estans ses ulcères sordides ». (I. Joubert.)

2. V. note VIII.

3. V. note IX.

4. V. note X.

sexuel d'un homme sain avec une femme infectée, ou réciproquement d'un homme infecté avec une femme saine. Mais, plus tard, le venin qui lui est propre ou le venin des lésions initiales que la contagion a développées sur les organes génitaux se répand dans tout le corps et se dissémine dans toutes les parties de l'organisme, depuis les plus élevées jusqu'aux plus inférieures. Il altère alors et il infecte la masse du sang tout entière.

C'est à l'époque où ce venin morbide a imprégné de la sorte l'économie que l'on voit se produire les symptômes dont j'ai déjà parlé, notamment les *éruptions* et les *douleurs*[1]. Ces éruptions couvrent les téguments de taches et de croûtes multiples, semblables d'aspect à celles de la *scabies*. Pour les douleurs, elles occupent tantôt le front, tantôt les épaules, tantôt encore les jambes, les hanches et les bras. A dessein j'insiste de nouveau sur ce fait que ces douleurs s'exaspèrent *pendant la nuit* et se calment pendant le jour[2]. Notons encore qu'elles siégent plutôt en dehors qu'au niveau même des jointures; elles sont péri-articulaires plutôt qu'articulaires à proprement parler[3]. Enfin, — particularité curieuse déjà signalée précédemment, — elles ne sont en rien soulagées ou ne le sont que d'une

1. V. note XI.
2. V. note XII.
3. V. note XIII.

façon insignifiante par toute la série de ces agents résolutifs ou calmants qui, de l'aveu unanime des médecins tant anciens que modernes, constituent les spécifiques infaillibles de l'élément *douleur* dans les maladies. Elles ne sont modifiées en rien par tous ces remèdes; parfois même, sous leur influence, elles ne font que redoubler d'intensité.

Ce dernier fait a sa signification. Il démontre clairement que le mal français n'a jamais été observé par les anciens, et qu'il constitue une maladie d'origine toute récente.

Il semble cependant qu'une affection quelque peu semblable au mal français de nos jours ait été indiquée par Celse dans son chapitre *De cura morbi elephantiæ*[1], et par Ugo de Sienne dans sa LV consultation[2]. Il est possible aussi, du moins d'après le témoignage de Suétone, que l'empereur Auguste ait été affligé d'une maladie analogue. « Ce prince, dit l'historien que nous venons de citer (*Vie d'Auguste*, chap. 80), fut continuellement en butte pendant toute sa vie à des maladies graves et dangereuses.... Son corps était couvert de

1. V. note XIV.

2. Je n'ai absolument rien trouvé dans cette LVe consultation qui ait le moindre rapport, même éloigné, avec le mal français.

taches... On dit de plus que la peau de sa poitrine
et de son ventre était parsemée de taches de naissance qui, par leur disposition autant que par leur
nombre, rappelaient exactement les constellations
de la Grande Ourse, etc.... » Aussi ce prince ne
dut-il sa guérison qu'à l'emploi de remèdes et de
traitements jusqu'alors inusités dont on fit sur lui
l'application première[1].

Pour revenir à notre sujet, de même que la
maladie de l'empereur Auguste, le mal français de
nos jours n'a pu être combattu d'une façon efficace
que par l'usage de remèdes jusqu'alors inconnus.
Si nous sommes parvenus à procurer quelque soulagement à nos malades, c'est grâce seulement à
l'intervention de méthodes thérapeutiques *nouvelles*, et tous les traitements anciens, même les mieux
éprouvés, même ceux qui avaient reçu la sanction
de l'expérience et du temps, ne nous ont été d'aucun secours. Exemple: D'après Galien et Avicenne, les agents résolutifs et anodins jouissent du
pouvoir de dissiper presque à coup sûr toute espèce
de douleurs. Eh bien, quelle est l'action de ces
remèdes sur les douleurs du mal français? Elle est
nulle, absolument nulle. Nous avons pu nous en
convaincre par expérience, et nous sommes com-

1. V. note XV.

plétement édifiés, dans l'espèce, sur l'impuissance radicale de toutes les huiles anodines, de tous les cérats calmants, des onctions résolutives, des bains d'eau, des fumigations, des emplâtres, etc... Tout au contraire, quel soulagement immédiat suit une simple onction à laquelle une faible dose de mercure communique une vertu spéciale et merveilleuse[1] ! J'ai vu souvent, pour ma part, après une seule semaine de traitement par des onctions mercurielles pratiquées sur les membres, les douleurs du mal français se dissiper entièrement, les ulcérations se cicatriser, les éruptions disparaître et la peau se déterger de toutes ses souillures.

Abordons maintenant la question principale que nous avons à discuter, celle du *traitement*.

Les indications curatives auxquelles donne lieu le mal français varient suivant l'âge de la maladie et la qualité des humeurs morbides. De là deux ordres de traitement, l'un qui convient à la première année de l'infection, l'autre applicable seulement au delà de cette période.

1. V. note XVI.

Le premier comprend trois indications à remplir: 1° instituer un régime propre à engendrer des humeurs de bonne qualité et à corriger celles de qualité mauvaise; — 2° digérer la matière antécédente et l'évacuer après digestion; — 3° résoudre et dissiper la matière conjointe.

Première indication : régime. — Il est très-essentiel, dans les premiers temps de l'infection, de ne fournir aux malades que des aliments propres à régénérer et à purifier le sang. Dans ce but on recommandera des viandes bouillies ou rôties de veau, de chevreau, de poulet, de poule, de perdrix et d'oiseaux divers (avec la précaution, pour ces derniers, de se restreindre aux espèces qui vivent sous la feuillée, dans les prairies, les bois, les montagnes); — les potages gras, les panades, les bouillies; — le riz; — les œufs assaisonnés avec un filet de verjus; — les grenades, le vin de grenades, les raisins confits, etc. On proscrira, au contraire, comme aliments de mauvaise qualité, les viandes de vache, de porc domestique, de cerf et de lièvre; — les oiseaux aquatiques à long bec et à long cou, dont la chair est particulièrement nuisible en ce qu'elle engendre un sang épais, impur et effervescent; — les légumes de toute sorte, les racines, les plantes à tige herbacée, etc.

Tout au plus pourra-t-on permettre comme légumes la laitue, la bourrache, la bette blanche, les épinards cuits dans le bouillon des viandes précitées avec addition d'un peu de persil, de menthe et de mélisse. On bannira encore de la table des malades les poissons de tout genre (sauf toutefois les petits poissons rouges cuits sur le gril ; encore faut-il en être très-réservé) ; — le laitage et les fromages, détestables et pernicieux aliments ; — l'ail, les oignons, les poireaux, les condiments acides, salés ou poivrés, propres seulement à brûler le sang ; — et enfin les fruits de toute espèce, qui fermentent dans l'estomac et engendrent dans l'économie des humeurs malsaines. Exceptons seulement de cette proscription les prunes bien mûres, les pêches, les melons et les cerises sauvages, dont on pourra tolérer l'usage de temps à autre et en quantité très-modérée[1].

1. Que l'on ne s'étonne pas de ces détails minutieux sur l'alimentation. A une époque où les idées humorales les plus exagérées jouissaient d'une pleine faveur, où chaque substance, médicamenteuse ou alimentaire, était dotée des vertus les plus merveilleuses, la question du régime dans les maladies devait tenir une place importante dans la thérapeutique. Tout ce qui était ingéré par les voies digestives était réputé modifier dans un sens quelconque la composition des humeurs. Sur ce chapitre, il n'était rien d'indifférent, et le moindre ingrédient culinaire était recommandé ou proscrit à l'égal du remède le plus actif, suivant qu'on lui attribuait une action favorable ou nuisible sur la crase humorale de telle ou telle affection. Chaque maladie avait *son menu* ; et comme, plus que toute autre, le mal français se prêtait aux fantaisies

Seconde indication : digérer la matière antécédente[1] et l'évacuer après digestion. — On satisfait à cette indication par l'ensemble des moyens suivants :

En premier lieu, après avoir eu le soin de déterminer une évacuation par les voies inférieures, il convient de pratiquer une émission sanguine, si toutefois l'on y est autorisé par l'âge et les forces du malade, et surtout si l'on a affaire à un sujet de constitution pléthorique. Pour cela, saigner la veine commune ou la basilique du bras droit. — La saignée est habituellement suivie, dans le traitement du mal français, des plus heureux résultats[2].

Cela fait, digérer la matière pendant une semaine par l'administration du sirop suivant :

Pr. Sirop de fumeterre . . . .   une once.
Sirop de suc d'endive . . . , ...   6 drachmes.

humorales, on ne se fit pas défaut de composer en son honneur les régimes les plus complexes et les plus minutieux. Il est curieux de trouver dans tous les auteurs de cette époque des pages entières consacrées à l'alimentation des malades « affectés du nouveau mal ». — Tout cela nous semble à juste titre aûjourd'hui puéril et ridicule ; mais tout cela, qu'on ne l'oublie pas, avait au XVIe siècle son explication et sa raison d'être dans un ensemble de croyances, dans une doctrine thérapeutique — C'est à ce titre que j'ai cru devoir conserver intégralement ce passage de notre auteur.

1. C'est-à-dire la cacochymie propre au malade, antérieure à l'infection.

2. V. note XVII.

Eau d'endive,
Eau de capillaire, } ana. . . . . une once.
Eau de fumeterre,
M.

Purger ensuite le malade avec la préparation suivante[1] :

Pr. Diacatholicon, } ana . . . . . 6 drachmes.
Électuaire lénitif,
Infusion de rhubarbe dans eau d'en-
dive . . . . 1 drachme.
Mêlez et faites une potion avec q. s. de
décoction de fruits cordiaux et de fleurs
cordiales.
Ajoutez :
Sirop de violette. . . . . une once et demie.

J'ai l'habitude encore, dans les premiers jours de la maladie, d'aider à la digestion de la matière

1. Cette formule et nombre de celles qui vont suivre contiennent l'indication de vieux remèdes qui, ayant joui autrefois d'une certaine célébrité, sont complétement tombés en désuétude de nos jours, et dont parfois le nom même nous est inconnu. Pour faciliter l'intelligence du texte et pour éviter au lecteur de fastidieuses et souvent difficiles recherches, je crois devoir donner d'une façon succincte la composition de ces agents oubliés de la vieille thérapeutique.

Diacatholicon (ou Catholicon, purgatif universel, etc). Vieil électuaire, très-renommé jadis, de composition fort complexe : casse, séné, agaric, rhubarbe, tartre soluble, polypode de chêne, réglisse, raisins secs, armoise, aigremoine, capillaire, anis, miel, sucre, etc. — C'était

par l'usage d'un sirop magistral préparé, d'après
mes indications, de la façon suivante :

Pr. Fumeterre,
   Capillaire,
   Buglosse,   ana . . . . . une poignée et demie.
   Endive,
   Sauge,
   Polytric,   ana . . . . . une demi-poignée.
   Raisins secs,
   Drupes de sébestier, ana . une once.
   Prunes de Damas . . . . n° 25.
   Pommes acides écrasées. . . . . n° 6.
   Vin de grenades . . . . une demi-livre.
   Eau d'endive,
   — de fumeterre, ana. . . . une livre et demie.
   — de buglosse,

Faites bouillir jusqu'à réduction du tiers; passez; puis
ajoutez : Sucre . . . . q. s.

F. s. a. un sirop avec :
   Suc de fumeterre,
   — d'endive,   ana . . . . 2 onces.
   — de houblon . . . . une once.

Dose : une once et demie, à prendre le matin dans une
infusion de capillaire, d'endive et de fumeterre.

Après avoir ainsi digéré la matière pendant dix

un remède considéré comme « purgeant *toutes* les humeurs ».

Électuaire lénitif : Séné, tamarin, manne, raisins secs,
pruneaux, polypode de chêne, spica nard, orge, sucre, etc.
— Considéré comme un purgatif « un peu inférieur au
catholicon, mais plus propre à ramollir et à lubrifier les
conduits ».

à douze jours à l'aide de ce sirop, on administrera
le purgatif que voici:

Pr. Casse . . . .   une demi-once.
    Diacatholicon. . . . .   une once.
    Électuaire rosat . . . . :.   2 drachmes.
    M.

Ou bien encore, si la maladie date déjà de plus
de six mois, on pourra remplacer ce dernier électuaire par une dose équivalente de confection
Hamech[1].

Tous les deux mois, jusqu'à la fin de la première
année de la maladie et même au delà, on devra
réitérer la digestion et les purgations susdites, en

---

1. Vieil électuaire portant le nom de son auteur (Hamech, médecin arabe). — La composition en était des
plus complexes : coloquinte, séné, myrobolans, agaric,
rhubarbe, scammonée, épithyme, tamarin, casse, manne,
suc de fumeterre, pruneaux, raisins, polypode de chêne,
absinthe, thym, anis, fenouil, roses rouges, cannelle, gingembre, spica nard, miel, sucre, etc., etc... — Suivant
les croyances du temps, chacune de ces nombreuses sub-
stances avait, dans l'effet total de l'électuaire, son rôle
spécial, sa destination propre, et devait modifier telle ou
telle humeur, modérer ou augmenter l'effet d'un remède
associé, corriger la sécheresse de celui-ci ou la chaleur de
celui-là, tempérer l'astringence de l'un ou l'acidité de
l'autre, etc. De là cette polypharmacie désordonnée qui
a dominé la thérapeutique naïve de plusieurs siècles.
A l'époque où vivait notre auteur, la *Confection Hamech*, encore fort en vogue, était considérée comme
« solutive des humeurs cholériques salses et adustes. Et
pour cette cause on la donne à ceux qui ont la gorre (mal
français) et à ceux qui ont ulcères virulents, chancre,
lèpre, rognes et mort-mal ».

ayant toujours soin de procéder dans le même ordre, c'est-à-dire de n'administrer les purgatifs qu'après avoir provoqué une digestion préalable.

Parfois encore, dans l'intervalle de deux purgations j'ai trouvé quelque avantage à l'administration des pilules suivantes :

Pr. Pilules de mastic,
Pilules de hière ou pilules de huit, } ana un scrupule.
Pilules de fumeterre d'Avicenne,
Pour cinq pilules. — A prendre soit avant, soit après les repas, suivant les indications [1].

Enfin, j'ai l'habitude de prescrire à mes malades des scarifications suivies d'applications de ventouses. Ces scarifications seront faites de préférence au niveau des omoplates, des fesses et des hanches.

Elles trouveront surtout leur utilité dans le cas où l'on aura affaire à des sujets de complexion pléthorique, chargés d'humeurs malsaines ou couverts d'éruptions [2].

1. Composition :

Pilules de mastic : aloès succotrin, mastic, agaric.

Pilules de hière ou *pilules de huit* (des huit drogues) : aloès, tartre soluble, diagrède, trochisques alhandal (coloquinte), agaric, myrobolans chébules, et sirop de roses.

Pilules de fumeterre : aloès, myrobolans, scammonée et suc de fumeterre.

2. V. note XVII.

Troisième indication : résoudre et expulser la matière conjointe[1]. — On satisfait à cette dernière indication par la mise en œuvre d'une série d'agents topiques dont le choix est subordonné à l'âge et aux périodes de la maladie.

Parlons d'abord des accidents initiaux du mal, c'est-à-dire de ces boutons ulcérés qui se développent le plus habituellement sur la verge à la suite de la contagion et qui sont les effets directs de la cause primitive[2].

Il importe que ces boutons soient attaqués sans retard par un remède violent, capable de les *tuer sur place*, d'en éteindre la malignité et d'enrayer la diffusion imminente de leur venin dans toutes les parties de l'organisme. — (Une telle pratique, remarquez-le bien, ne convient qu'aux lésions initiales de la maladie. Elle n'aurait plus raison d'être si on l'appliquait aux lésions consécutives du même mal dérivant d'une cause antécédente. Pour ces dernières il est de règle, dans un traitement méthodique et rationnel, que l'action des remèdes topiques soit toujours précédée d'une purgation générale.)

1. C'est-à-dire la matière *propre* du mal français, la « cacochymie » spécifique, surajoutée à la cacochymie antécédente ou personnelle, antérieure à l'infection.

2. Est-il besoin de faire remarquer que les accidents dont il est ici question répondent à ce que nous appelons aujourd'hui le *chancre*?

Quel remède choisir pour attaquer et détruire les lésions initiales du mal français? Parmi tous les topiques qui châtient et cautérisent sans douleur les plaies de mauvaise nature, je crois devoir donner la préférence à ma poudre dite *Pulvis carnis superfluæ remotivus* (Poudre destructive des chairs exubérantes[1]). Cette poudre, en effet, a pour propriété de corroder et de détruire toute espèce de pustules et d'ulcérations malignes. Elle jouit d'une grande efficacité contre les accidents de cette nature qui dérivent du mal français. Elle présente de plus ici cet inestimable avantage de *tuer sur place*, pour ainsi dire, le venin des pustules ou des ulcérations qui procèdent de ce mal, de purger les parties malades des humeurs malignes qui les imprègnent et d'y provoquer une digestion locale essentiellement favorable à la guérison[2].

La partie malade une fois détergée de la sorte, j'ai recours à un incarnatif de sarcocolle et de myrrhe. Enfin, j'achève la cicatrisation avec l'onguent de minium[3] et des lotions d'eau alumineuse.

1. Poudre obtenue en distillant à deux reprises de l'eau régale sur du mercure métallique, et en calcinant ensuite le résidu pulvérulent de ces deux opérations. — « C'est là, dit Vigo, un caustique merveilleux, c'est là le roi des caustiques... Il m'a valu grands honneurs et grands profits... Il n'est pas d'ulcère dont il ne corrige la malignité... Il détruit et cautérise sans douleur... C'est aussi un incarnatif puissant, qui conduit rapidement à cicatrisation les plaies de tout genre, etc. . »

2. V. note XVIII.

3. Composition : minium, litharge, céruse, terre sigillée,

Il est souvent utile de revenir à l'emploi de la Poudre destructive. Parfois, en effet, ainsi que je l'ai dit précédemment, il arrive que les lésions initiales du mal français se rouvrent après guérison et reprennent leur malignité première[1]. Il y a alors indication évidente à renouveler l'application de la Poudre.

J'ai dit au début de ce chapitre qu'après la cicatrisation des lésions initiales on voyait le corps des malades se couvrir d'une nuée de boutons, les ũns croûteux, les autres ulcéreux, d'autres encore mamelonnés et proéminents en forme de verrues[2]. Comme traitement à cette époque, je prescris d'abord l'une des purgations sus-mentionnées,

bol d'Arménie, térébenthine, mastic, plantain, millefeuille, buglosse, huile rosat, cire blanche, graisses diverses, etc., etc...

1. V. note XIX.

2. Nul doute que les accidents mentionnés ici ne soient ceux que nous appelons aujourd'hui : 1º les syphilides ecthymateuses, à formes multiples et variées ; 2º la syphilide papulo-squameuse, à grandes papules discoïdes et saillantes. — Dans un autre passage, J. de Vigo parle de « la formica ulcéreuse du mal français, des boutons verruqueux, pustuleux ou végétants, qui se produisent avec une grande fréquence sur le front, la face et le cou, spécialement au début de la maladie ». N'est-il pas permis de reconnaître là nos variétés de syphilides dites papuleuses, papulo-croûteuses, pustulo-crustacées, granuleuses, etc. ?

puis j'ai recours à un ensemble de moyens qu'il me reste à formuler :

1° Des bains médicamenteux composés comme il suit:

Pr. Fumeterre,
Racine et feuilles de patience, } ana. . une brassée.

Orge,
Lentilles,
Semences de lupin, } ana . . . . deux poignées.

Racine d'aunée,
Racine d'yèble, } ana. . . . . . une demi-livre.

Ellébore noir trituré. . . . . . . 2 onces.

Miel . . . . 1 livre.

Soufre. . . . . 3 drachmes.

Faites bouillir le tout avec q. s. d'eau, jusqu'à réduction aux deux tiers.

Pour une décoction que l'on ajoute à l'eau du bain.

Le malade devra tout d'abord prendre un bain d'étuve et se faire suer abondamment. Au sortir de l'étuve, il se plongera dans le bain médicamenteux dont je viens d'indiquer la composition [1].

Ce bain spécial sera répété deux fois par semaine. — Il jouit de propriétés très-actives pour déterger la peau, dessécher et résoudre les éruptions.

1. Médication complexe, comprenant à la fois : 1° un *bain d'étuve ;* 2° consécutivement, un bain *légèrement sulfureux.* — Nul doute que ce traitement n'ait dû exercer sur les éruptions du mal français cette puissante action *détersive* que lui attribue notre auteur.

2° Après le bain, je fais pratiquer sur toutes les parties du corps affectées d'éruptions des onctions avec le liniment suivant :

Pr. Huile de baies de laurier,
Huile de mastic, } ana. . . 1 once.

Graisse de porc,
Beurre, } ana . . . . 3 onces.

Décoction précédente . . . . 1 livre.

Faites bouillir jusqu'à évaporation complète du liquide. Ajoutez ensuite :

Térébenthine claire . . . . 2 onces et demie.
Styrax liquide. . . . . 10 drachmes.
Litharge d'or,
Litharge d'argent, } ana . . . 3 onces.
Alun de roche brûlé . . . . 1 once et demie.
Myrrhe . . . . 3 drachmes.
Oliban. . . . . 6 drachmes.
Céruse. . . . . 10 drachmes.
Suc de limons. . . . . 7 drachmes.

M. — Pour un liniment.

S'il y a quelque avantage à augmenter l'action desséchante de ce liniment, on ajoutera à la formule précédente deux onces de *mercure* éteint dans la salive[1].

Le malade doit étendre ce liniment sur toutes les parties de son corps affectées de boutons ou de pustules, et cela deux fois par jour.

---

[1]. L'emploi de ce liniment, additionné de mercure, constituait une friction mercurielle *supplémentaire*, et devait à ce titre concourir utilement à la médication.

Aucune médication n'est plus active que celle-ci contre les éruptions du mal français.

En dépit de tant de prescriptions et de remèdes[1], il arrive parfois que la maladie résiste opiniâtrément, que, par exemple, les éruptions persistent sans modification, ou bien que les douleurs conservent leur acuité première. L'indication formelle, dans ce cas, est d'avoir recours à d'autres agents, notamment aux onguents et aux emplâtres dans la composition desquels entre le *mercure*. Nous aborderons l'exposé de ce nouveau traitement dans le chapitre qui va suivre.

⸙

TRAITEMENT DU MAL FRANÇAIS CONFIRMÉ.

Jusqu'ici nous n'avons parlé que des moyens propres à combattre le mal français non confirmé. Étudions actuellement le traitement que réclame ce mal alors qu'il s'est confirmé[2].

1. V. note XX.
2. V. note XXI.

A cette époque de la maladie, il est une médication spéciale à laquelle il convient sans contredit (ayez foi, sur ce point, en mon expérience) de donner la préférence sur tout autre traitement.

Cette médication, je ne craindrai pas de l'appeler générale (*universalis*) : générale, en ce sens qu'elle s'adresse et remédie avec une égale efficacité à tous les accidents de la maladie, quels qu'ils soient, pourvu, bien entendu, qu'on favorise son action propre par un régime convenable et par l'usage préalable des purgations administrées suivant les règles prescrites au chapitre précédent[1]. Elle consiste dans l'emploi répété de frictions pratiquées avec un onguent mercuriel dont j'indiquerai bientôt la composition.

Voici la façon de procéder à ce traitement :

Une ou deux fois par jour, suivant les cas, on frictionne avec ledit onguent ou avec un liniment de composition semblable les bras et les jambes du malade. On continue ce traitement sans interruption jusqu'à ce que les dents commencent à s'agacer et à devenir douloureuses, symptôme qu sert d'indice pour suspendre l'emploi du remède[2].

Il se produit à ce moment un écoulement de

1. V. note XXII.
2. V. note XXIII.

pituite qui sourd des gencives et des tissus avoisinants. Parfois aussi il se développe dans la
bouche, sous l'influence de cette salivation abondante, des ulcérations véritables qui communi-
quent à l'haleine une notable fétidité.

Ces derniers symptômes réclament de la part du
médecin une surveillance attentive et minutieuse.
Tant que dure le flux pituiteux de la bouche, il
faut exiger que le malade se confine dans un mi-
lieu à température élevée. Lorsque s'établit l'écoulement salivaire, on aura garde de prescrire des
médicaments styptiques dont l'action répercussive
courrait risque de refouler à l'intérieur du corps
l'humeur morbide qui tend à s'éliminer par la
bouche[1]. On se contentera, pour une semaine,
d'administrer des gargarismes tempérants, adou-
cissants et légèrement détersifs, dont je donnerai
plus loin la formule.

Peut-être la médication que je propose ici trou-
vera-t-elle des adversaires. Peut-être me repro-
chera-t-on de vouloir introduire le mercure dans
le traitement du mal français. A cette objection,
que je prévois, j'opposerai l'autorité même de Galien, qui dit, aux chapitres IX et X de sa *Théra-*

---

1. V. note XXIV.

peutique : « Lorsqu'une maladie ne compte qu'un seul moyen de guérison, il n'importe que ce moyen soit pénible ou dangereux ; quel qu'il soit, quoi qu'il puisse en coûter au malade, il faut le mettre en œuvre, il faut y avoir recours. » Je ne comprends pas d'ailleurs pourquoi certains médecins se déchaînent avec tant d'emportement contre l'intervention des remèdes mercuriels dans une maladie aussi dangereuse, aussi épouvantable que le mal français, alors que l'on trouve le mercure préconisé dans une foule d'écrits anciens ou modernes contre toute une série d'affections bénignes et faciles à guérir. Ceux qui condamnent le mercure dans le traitement du mal français sont les premiers à le prescrire contre la *scabie*, le phlegme salé, le serpigo, l'impétigo, etc. On le trouve bon et on en fait usage contre des maux légers ; pourquoi se priver de son utile secours dans une maladie grave [1] ?

---

1. Quoi de plus simple et de plus persuasif dans sa simplicité que ce court passage où Vigo combat les injustes préventions qui commençaient déjà à s'élever contre l'emploi du mercure dans le traitement du mal français ? Le bon sens y parle d'or, et comme le bon sens est de tous les temps, les arguments de notre auteur conservent tout leur poids aujourd'hui et portent aussi juste qu'autrefois. Tout le procès des adversaires du mercure est condensé dans ces quelques lignes : « ... Ceux qui condamnent ce remède dans le traitement du mal français sont les premiers à le prescrire contre toute une série d'autres affections, voire même contre des maladies bénignes et faciles à guérir... On le trouve bon et on en fait

Le mercure agit à la façon des médicaments répercussifs, car il semble faire refluer à l'intérieur du corps les humeurs des parties externes. Or, c'est là précisément ce que lui reprochent ses adversaires. Cette objection ne repose que sur une appréciation erronée de l'action répercussive propre aux composés mercuriels, et il nous sera facile de la réfuter en quelques mots.

Il est deux modes de répercussion. L'un consiste à refouler la matière morbide vers une partie centrale, à l'y tenir prisonnière et à la châtier là, sur place, à force de remèdes. Ce premier mode n'est pas exempt de tout danger. Comme le dit Avicenne (chap. *De apostemate calido*), il expose la partie sur laquelle sont appliqués les agents répercussifs à des accidents divers, notamment à l'invasion de vives douleurs. — Le second mode agit différemment. Il appelle les humeurs morbides de la circonférence au centre, mais en même temps il les résout et il les évacue, en leur préparant des voies multiples d'élimination par l'urine, les selles, la salive et les sueurs. Or, cette variété de répercussion est précisément celle que détermine le mercure. Elle agit sur le mal français et le guérit par les évacuations qu'elle provoque,

usage contre des maux légers ; pourquoi se priver de son utile secours contre une maladie grave ? .. »

Certains médecins de nos jours auraient certes grand profit à méditer ces sages paroles de notre vieil auteur.

mode habituel de résolution pour la plupart des maladies. Elle constitue, en conséquence, le plus sûr traitement qu'il convienne d'opposer à ce mal. L'expérience, d'ailleurs, confirme ces données théoriques. Cent fois, en effet, pour ma part, j'ai vu, sous la seule influence des frictions mercurielles et sans le secours d'aucun autre remède, cent fois, dis-je, j'ai vu la matière conjointe du mal français se résoudre, les douleurs se calmer, les tumeurs se fondre et disparaître, les indurations se ramollir, les ulcères de tout genre se déterger et entrer dans une voie rapide de cicatrisation. Que de tels résultats soient le fait d'une répercussion, je le concède volontiers, puisque le remède semble agir en appelant les matières morbides de la circonférence au centre; mais c'est là du moins une répercussion *éliminatrice* dont le propre est d'expulser de l'économie les humeurs peccantes. Quoi qu'il en soit, c'est dans ce mode de traitement, je l'affirme, que les malades trouvent salut et guérison.

Mais abandonnons les théories pour revenir à la pratique.

Voici d'abord la formule du merveilleux onguent auquel j'ai fait allusion dans ce qui précède, et dont l'action s'exerce avec une égale puissance à toutes les périodes de la maladie :

Pr. Graisse de porc liquéfiée . . . . .   une livre.

Huile de camomille,
—   d'aneth,
—   de mastic,   } ana .   une once.
—   de baies de laurier,

Styrax liquide . . . .   10 drachmes.

Racine d'aunée concassée,
—   d'yèble,   } ana.   4 onces.

Jonc odorant,
-Stœchas,   } ana . . . .   q. s.

Euphorbe pilée . . . .   une demi-once.

Vin aromatisé . . . .   une livre et dem.

Faites bouillir jusqu'à évaporation complète du vin;
passez; puis ajoutez, au moment où le mélange est
encore liquide :

Litharge d'or. . . . .   8 onces.

Oliban,
Mastic,   } ana. . . . .   6 drachmes.

Résine de pin . . . .   une once et demie.

Térébenthine claire . . . . . .   une once.

Mercure éteint dans la salive.   4 onces.

Cire blanche . . . .   une once et demie.

F. s. a. un onguent [1].

Mode d'emploi : étendre cet onguent avec la
paume de la main sur les régions indiquées précédemment; — avoir soin de pratiquer la friction
devant le feu; — recouvrir ensuite les parties fric-

---

1. Cet onguent contenait environ un peu moins du
dixième de son poids en mercure. Il est donc très-infé-
rieur, comme dose du composé mercuriel, aux onguents
qui sont d'un usage commun de nos jours, soit à l'onguent gris, qui contient environ un huitième de mercure,
soit surtout à l'onguent napolitain, dans lequel le mercure
et l'axonge entrent à parties égales.

tionnées de compresses chaudes que l'on fixera par quelques tours de bande.

Cette médication est suivie des résultats les plus satisfaisants. Dans l'espace d'une semaine, elle guérit le mal français et fait justice de tous les accidents mentionnés dans le chapitre qui précède [1]. Merveilleux effet d'un remède dont la vertu propre est d'évacuer par les sueurs, la salive et les selles la matière morbide antécédente d'où dérivent les ulcères, les douleurs, les tubérosités et toutes les autres manifestations de la maladie !

Pour satisfaire aux mêmes indications, on peut encore avoir recours à un *emplâtre* composé par moi, dont j'ai bien souvent fait usage dans ma pratique avec honneur et profit. En voici la formule :

[1]. Les frictions hydrargyriques, en effet, constituent le mode le plus actif d'administration du mercure, et sont souvent suivies de résultats merveilleux d'une apparition très-rapide. Dans les cas graves, où il y a urgence d'exercer sur la maladie une action à la fois énergique et hâtive, c'est là, sans contredit, la méthode à laquelle il convient d'avoir recours.

Pr. Huile de camomille,
   — d'aneth,
   — de nard,   } ana. . .   2 onces.
   — de lis,
   — de safran . . . .   une once.
  Graisse de porc . . . .   une livre.
   — de veau . . . .   une demi-livre.
  Euphorbe . . . .   5 drachmes.
  Oliban . . . .   10 drachmes.
  Huile de baies de laurier . . . .   une once et demie.
  Graisse de vipère . . . .   2 onces et demie.
  Grenouilles vivantes . . . . . .   n° 6.
  Vers de terre lavés dans du vin.   3 onces et demie.
  Suc de racines d'yèble,   } ana.   2 onces.
   —   d'aunée,
  Jonc odorant,
  Stœchas,   } ana. . . . . . .   une poignée.
  Matricaire,
  Vin aromatisé. . . . .   2 livres.

Faites bouillir jusqu'à évaporation du vin; passez, puis ajoutez :

  Litharge d'or . . . .   une livre.
  Térébenthine claire. . . . . . .   2 onces.
  Cire blanche. . . . .   q. s.

Faites un emplâtre en forme de sparadrap, en ajoutant, vers la fin de la cuisson, une once et demie de styrax liquide. Retirez du feu et agitez le mélange avec une spatule jusqu'à ce qu'il soit à moitié refroidi. Ajoutez alors :

  Mercure éteint dans la salive . . . .   4 onces.

Agitez de nouveau avec la spatule jusqu'à incorporation complète du mercure [1].

Excellent remède, d'un effet plus sûr que les

1. Telle est la formule originale du fameux *Emplâtre*

onguents et d'un emploi plus facile pour les malades. Il soulage très-efficacement les douleurs du mal français et cicatrise à bref délai toutes les variétés d'ulcères dérivant du même mal[1].

Lorsqu'on a recours soit aux frictions, soit à ce dernier emplâtre pour traiter une ulcération, il

de Vigo, qui a joui pendant longtemps d'une vogue immense, et qui, de nos jours même, est encore très-fréquemment prescrit.

Composé d'après cette formule, il constitue ce qu'on appelle l'emplâtre de Vigo *cum mercurio*. Non additionné de mercure, il prend le nom d'emplâtre de Vigo *simple*.

Le lecteur n'y verra pas sans étonnement figurer quelques remèdes étranges, tels que la graisse de vipère, les vers de terre et les grenouilles. Ces trois remèdes étaient en grande estime au temps où écrivait notre auteur. La *vipère* notamment était considérée comme jouissant de propriétés merveilleuses; c'était à la fois un alexipharmaque, un antiputride, un antiscorbutique, un atténuant, un incisif, un désobstruant, et surtout un dépuratif, ce qui la rendait particulièrement utile dans le traitement « des galles, des rognes, de la lèpre, de la teigne, des dartres et de toutes les maladies de la peau ». On disait d'elle qu'elle constituait un remède « presque universel, n'ayant d'égal comme vertus que le *crâne humain* ». Les *vers de terre*, de leur côté, étaient diaphorétiques, anti-acides, résolutifs, etc... Les *grenouilles*, enfin, ne jouissaient pas de propriétés moins remarquables comme tempérantes, émollientes, apéritives, dissolvantes, humectantes, détersives pour les plaies, etc., etc... C'était à elles que l'on attribuait principalement les effets salutaires de l'emplâtre de Vigo, lequel pendant longtemps porta le nom d'*emplâtre de ranettes* ou d'*emplâtre de grenouilles*. (V. note XXV.)

1. V. note XXVIII.

est une précaution essentielle à bien observer :
c'est de provoquer, au préalable, une détersion
complète de la plaie, de la purger de tout germe
putride, d'anéantir à sa surface tout élément sus-
pect de malignité. A ce prix seulement on obtient
pour l'avenir une cicatrice ferme, solide et du-
rable. Si l'on néglige cette indication, l'ulcère
qu'on cherche à guérir peut bien, il est vrai, arriver à cicatrisation, mais la cicatrice, reposant
sur des tissus de mauvaise nature, est toujours
faible, inconsistante, risque de se rouvrir à la
moindre provocation et reste exposée à de faciles
et trop fréquentes récidives [1].

La même observation est applicable aux caries
osseuses. Avant de recourir, dans le traitement de
ces lésions, soit aux frictions sus-indiquées, soit
à l'emplâtre dont je viens de donner la composition, il faut au préalable, séparer de l'os, à l'aide
de la rugine, toutes les portions cariées. Sans
cette opération préparatoire, l'on n'aboutit à aucun
résultat satisfaisant.

Pendant toute la durée du traitement dont je
poursuis l'exposé, le malade aura soin de se baigner fréquemment la bouche, et le plus long-

1. V. note **XXVI**.

temps possible chaque fois, avec la décoction suivante :

Pr. Orge mondé. . . . .   une poignée et demie.
　　Racine de buglosse. . . . .   une demi-poignée.
　　Semence de coings . . . . .   une drachme et demie.
　　Fleurs de violettes, ⎫
　　　　　　　　　　　　⎬ ana. une demi-poignée.
　　Raisins secs, ⎭
Faites bouillir dans q. s. d'eau jusqu'à ce que l'orge soit
　　crevée. Passez, et ajoutez :
　　Sirop de violette. . . . . .   q. s.

Ce gargarisme est d'un très-utile emploi. Il agit comme tempérant et réfrigérant, tout en provoquant vers la bouche une légère élimination de l'humeur morbide. Il présente en outre l'avantage de prévenir les ulcérations buccales.

Il est bon aussi que le malade soumis au traitement mercuriel tienne entre ses dents, d'une façon continue, une canule ou un anneau d'or, afin que les vapeurs des matières putrides qui affluent vers la bouche puissent trouver une issue libre et facile[1].

En dépit de toutes ces précautions, le traitement

1. Cette singulière pratique avait pour objet de laisser une issue constâmment ouverte aux vapeurs morbides dirigées vers la bouche par la médication mercurielle. Elle a conservé longtemps un certain crédit, et ce n'est pas sans étonnement qu'on la retrouve préconisée dans des écrits d'une époque bien postérieure.

qui précède a pour effet le plus habituel de provoquer une *inflammation suraiguë de la bouche*, inflammation d'où dérivent bientôt des ulcérations plus ou moins étendues. Il devient nécessaire alors de modérer le flux corrosif des humeurs morbides qui se mêlent à la salive et qui déterminent ou entretiennent ces ulcérations. On y réussit à merveille par l'emploi des divers moyens que je vais signaler :

1° Deux fois par jour, faire pratiquer sur les bras et les jambes de grandes ablutions avec le liquide suivant :

Pr. Camomille,
Absinthe,
Matricaire
Sauge,   ana . . . . . deux poignées.
Romarin,
Roses,

Stœchas,
Jonc odorant,
Marjolaine,   ana . . . . . . une demi-poignée.
Calament,
Origan,

Noix de cyprès concassées. . . n° 10.
Miel . . . . une livre.
Sel . . . . 2 onces.
Alun de roche . . . . 10 drachmes.

Faites bouillir avec q. s. de lessive de barbier et une faible proportion de vin aromatique, jusqu'à réduction aux deux tiers de la quantité totale du liquide.

Très-utile remède qui exerce sur le mal une

double action. D'une part, en effet, il produit une diversion salutaire qui retient dans les membres la matière morbide et l'empêche de se porter vers les parties supérieures ; d'autre part, il fortifie ces membres et les préserve pour l'avenir contre toute atteinte nouvelle de la matière antécédente.

2° En second lieu, prescrire au malade de se baigner la bouche le plus souvent possible avec divers gargarismes, notamment avec celui-ci :

Pr. Orge mondé,
    Roses,   ana. . . . .   une poignée.
    Sumac,
    Eau ferrée . . . .   6 livres.
Faites bouillir jusqu'à réduction au tiers ; passez, puis ajoutez :
    Sirop de roses . . . .   4 onces.
    Miel rosat. . . . .   2 onces.
    Alun de roche . . . .   10 drachmes.
Faites bouillir de nouveau quelques instants. — Pour un gargarisme dont on fera usage trois ou quatre fois par jour.

Le malade devra se gargariser, en outre, soit avec une mixture de julep violat et de lait de chèvre, de vache ou de brebis, soit avec ce même julep étendu d'une décoction d'orge, soit avec une décoction de plantain, de violette et de morelle, édulcorée avec du sucre blanc. Ces divers gargarismes ont pour effet de nettoyer la bouche, de la déterger, de calmer l'irritation locale et d'atténuer l'action corrosive des humeurs morbides mêlées à la salive. Le dernier, surtout, jouit de propriétés desséchantes qui protégent très-efficacement les gencives, en préviennent l'ulcération, ou en détachent les parties déjà altérées.

Telle est toutefois, en certains cas, l'intensité de l'inflammation buccale, que les gencives et les tissus avoisinants se ramollissent et se gangrènent. Il est indispensable alors de toucher toutes les parties ainsi affectées avec l'onguent égyptiac [1], qui certes constitue dans l'espèce le plus actif et le plus énergique de tous les remèdes.

3° En dernier lieu, assurer la cicatrisation des gencives et des autres parties ulcérées par l'usage du gargarisme suivant :

Pr. Eau de plantain. . . . .　une livre.
   Sommités de ronce,
   Feuilles d'olivier sauvage, } ana une demi-poignée.
   Prêle,
   Eau d'orge. . . . .　une livre et demie.
   Lycium . . . .　2 onces.
   Miel rosat . . . .　3 onces.
   Alun de roche. . . . .　6 drachmes.
Faites bouillir jusqu'à réduction de moitié.

---

1. Ce vieil onguent, qui a longtemps joui d'une grande considération, est composé de la façon suivante :

Pr. Vert-de-gris . . . .　5 onces.
   Vinaigre . . . .　7 onces.
   Miel . . . .　14 onces.
Faites cuire ensemble jusqu'à consistance d'onguent.

Il avait pour vertus « de déterger les vieux ulcères et les fistules, de consumer les chairs baveuses et la pourri-

Ce gargarisme [1] jouit de propriétés très-actives pour cicatriser d'une façon définitive les ulcérations de la bouche.

Le mal français, je le répète encore, est sujet à de fréquentes *récidives*. Ces récidives se produisent des mois, des années même après la disparition de tout accident [2]. Il est donc indispensable d'insister sur le traitement, *alors même que la guérison apparente est obtenue.* En conséquence, le malade devra, deux fois par an, au printemps et à l'automne, se soumettre de rechef à une purgation générale. Dans ce but, il prendra pendant une semaine le digestif suivant, remède des plus actifs, auquel je dois des cures nombreuses et brillantes :

Pr. Myrobolans emblics,
— bellirics, } ana . . . . une once.
— indiques,

Fleurs de buglosse,
Bourrache, } ana. une poignée et demie.
Chicorée,

ture, de résister à la gangrène, etc... » — On le donnait comme un caustique; il paraît « que c'est au plus un excitant, même assez peu énergique ». (*Pharmacopée universelle de Jourdan*, t. I, p. 460.)

1. A quelques détails près, ce gargarisme et les précédents sont encore en usage aujourd'hui.

2. V. note XXVII.

Suc de fumeterre . . . . 3 onces.

Suc de bourrache,
— d'endive,   } ana .   2 drachmes.

Suc de buglosse,
— de pommes acides, } ana. 3 onces.

Raisins secs,
Jujubes,
Pruneaux de Damas, } ana .   10 drachmes.
Drupes de sébestier,

Réglisse mondée et concassée. 2 onces.

Polypode de chêne. . . . . . une once et demie.

Fenouil . . . . 3 drachmes.

Scolopendre,
Capillaire,
Sauge,   } ana . . . . . une poignée et dem.
Polytric,

Follicules de séné,
Cuscute,   } ana .   une demi-once.

Agaric de choix. . . . . 18 drachmes.

Ellébore noir . . . . 14 drachmes.

Eau d'endive,
— de capillaire,
— de fumeterre, } ana. . . 3 livres.
— de buglosse,

Vin de grenades . . . . une demi-livre.

Faites bouillir jusqu'à réduction aux deux tiers. Passez,
puis ajoutez :

Sucre blanc . . . . q. s.

F. s. a. un sirop, auquel vous ajouterez vers la fin de la
cuisson :

Rhubarbe infusée dans eau
d'endive . . . . 6 drachmes et demie.

Dose : d'une once à 12 drachmes, suivant les cas.

Ce remède jouit de vertus vraiment merveilleuses contre le mal français confirmé, spéciale-

ment lorsqu'il est administré en hiver. Il possède la faculté de résoudre et d'évacuer insensiblement toutes les matières phlegmatiques, épaisses et mélancoliques.

Il sera nécessaire, comme je l'ai dit, de répéter à plusieurs reprises l'administration de ce digestif. C'est une règle générale, en effet, dans les affections mélancoliques (ainsi que l'a établi Mésué d'après l'autorité de Galien, chap. *De Melancholia*), d'insister sur les évacuations et de les réitérer à certains intervalles [1]. On aura soin, seulement, de régler ces évacuations selon le vœu de la nature, et l'on se gardera d'en provoquer à contre-temps.

A cette digestion des matières, qui sera continuée pendant une semaine, on fera succéder avec avantage une purgation telle que la suivante :

Pr. Diacatholicon. . . . . une demi-once.
Électuaire diaphœnic [2]. . . . . , 2 drachmes.
Confection Hamech, } ana. . une drachme.
Électuaire indique [3], }

1. V. note XXVIII.

2. *Électuaire diaphœnic.* Composition : turbith, diagrède, pulpe de dattes, gingembre, poivre blanc, macis, cannelle, rue, fenouil, amandes douces, sucre, miel, etc. — Cet électuaire était considéré comme purgeant principalement « la pituite, les humeurs bilieuses et les sérosités ».

3. *Électuaire indique.* (Grand électuaire indique de

Manne en grains. . . . . une demi-once.
F. s. a. une potion, avec décoction de fruits cordiaux et
de fleurs cordiales.

Pendant l'été, il y aura quelque intérêt à
substituer à ces deux derniers remèdes le digestif et le purgatif indiqués dans le chapitre qui
précède.

On se trouvera bien encore de prendre de temps
à autre le sirop dont j'ai déjà donné la formule. On
l'administrera pur, à la dose d'une cuillerée, le
matin à jeun, et cela pendant une semaine. Il y
aura ensuite utilité réelle à recommander l'usage
de la thériaque. (Dose : gros comme une châtaigne,
à prendre en sept heures avant le déjeuner.)

J'ai eu de même à me louer des pilules suivantes :

Pr. Ellébore noir,
Turbith de choix,   ana . . . . 2 drachmes.
Thériaque de Galien. . . . . . . une demi-once.
Tormentille,
Bistorte,
Gentiane,   ana. . . . . une demi-drachme.
Dictame,
Diagrède . . . . un demi-scrupule.

Mésué.) Composition des plus complexes : turbith, diagrède, cannelle, girofle, spica nard, roses rouges, casse
odorante, macis, bois d'aloès, noix muscade, petit ga-
langa, cardamome, cabaret, mastic, santal citrin, sucs de
coings, de grenades, d'ache et de fenouil, sucre, miel, etc.
— Considéré comme « purgeant la pituite et les autres
humeurs de *toutes* les parties du corps ».

   Rhubarbe de choix. . . . .   1 drachme et demi.
   Espèces d'hiera avec agaric. .   2 scrupules.
M. et faites avec sirop de stæchas des pilules de la gros-
   seur d'un petit pois.
Dose : de deux scrupules à un drachme.

On prescrit une, deux ou trois de ces pilules, suivant les cas.

Enfin, je dois encore une mention aux pilules suivantes, dont j'ai souvent constaté les heureux effets. Associées aux frictions et aux autres remèdes cités précédemment, elles ont contribué d'une façon très-efficace à la guérison d'une foule de malades. En voici la formule :

Pr. Myrobolans emblics,
    —   bellirics,   ana   2 drachmes et demie.
    —   indiques,
   Espèces de pilules de mastic.   une demi-once.
   Stæchas,
   Follicules de séné,
   Cuscute,   ana .   une demi-drachme.
   Safran,
   Gentiane,
   Anis,   ana . . . .   une drachme.
   Polypode de chêne,
   Ellébore noir,   ana .   2 drachmes.
   Turbith . . . .   une demi-drachme.
   Diagrède. . . . .   4 scrupules.
   Gingembre,
   Gomme arabique,
   Cannelle,   ana . .   2 scrupules.
   Noix muscade,
   Bois d'aloès,

Tormentille,
Bistorte,
Fraxinelle,
Chardon bénit,
Coloquinte ;

ana . . . 2 scrupules.

Trochisques d'agaric,
Rhubarbe de choix,
Aloès lavé,

ana . . une demi-once.

Thériaque de Galien. . . . . . 6 drachmes.

F. s. a. avec sirop de vinaigre des pilules du volume d'un petit pois.

Dose de ces pilules : une drachme.

Ces pilules se donnent au nombre de 1 à 3 et même 5, suivant les cas. — Leur action, je le répète, est des plus efficaces.

Lorsque le mal français s'est confirmé, il est encore possible certes de pallier ses accidents; mais il est très-rare alors, je ne dois pas le dissimuler, qu'on parvienne à le guérir complétement, en tant que disposition morbide[1].

Or, ainsi que l'expérience nous l'a démontré bien souvent, ce mal n'a pas de terme fixe pour se confirmer. Dix mois suffisent chez quelques sujets (cela est rare); chez d'autres il faut un an; chez d'autres encore dix-huit mois sont nécessaires. Ce sont les manifestations morbides qui permettent de

1. V. note XXIX.

juger si la maladie en est arrivée à ce point. Ainsi nous disons qu'elle est confirmée lorsque nous voyons se produire, dans un laps de temps quelconque, tel ou tel des accidents précités, comme tumeurs de dureté squirrheuse, ulcérations virulentes, corrosives ou serpigineuses, caries, douleurs articulaires ou péri-articulaires, douleurs de la membrane d'enveloppe des os, céphalée, ou toutes autres manifestations de même ordre. Le caractère *confirmé* de la maladie ressort évidemment de l'importance même de ces phénomènes; mais nous n'avons, comme on le voit, pour l'apprécier et le déterminer, que la nature même des accidents qui se révèlent à notre observation.

Tel est l'ensemble de nos connaissances actuelles sur le mal français.

Béni soit le nom du Seigneur notre Dieu!

VARIA

I.

SUR LA CONTAGIOSITÉ DU MAL FRANÇAIS A SES
DIVERSES PÉRIODES [1]

Le mal français est contagieux, ainsi que nous
l'avons dit précédemment, et c'est par l'acte du
coït qu'il se transmet en général. Toutefois (et
cela est digne de remarque), ce mal n'est contagieux qu'à une période voisine de son début, c'est-
à-dire à l'époque où il se manifeste sous forme
d'exanthèmes scabieux (*in formâ scabiei*). Plus
tard, lorsqu'il a vieilli, c'est-à-dire lorsqu'il s'accuse par des douleurs, des tubercules indurés, des

---

1. Ce chapitre et les suivants sont empruntés, çà et là,
à la chirurgie de J. de Vigo. Comme ils complètent sur
certains points la doctrine de notre auteur, j'ai cru indispensable de les reproduire ici.

ulcérations profondes et destructives, il *n'est plus contagieux*. C'est là un fait que l'observation m'a cent fois confirmé[1].

[Ce passage est assez remarquable pour que je n'aie pas besoin de le signaler à l'attention. Il est incontestable, comme le dit ici Vigo, que la syphilis *semble* perdre de son pouvoir contagieux à mesure qu'elle vieillit. Mais il ne faudrait pas prendre le change et se laisser abuser par une apparence. Il est bien possible, en effet, que la syphilis fournisse en vieillissant un nombre de contagions de moins en moins considérable, sans que pour cela son pouvoir contagieux réel soit atténué. La raison en est simple. L'accident primitif et les accidents secondaires de la maladie sont généralement distribués sur des régions (telles que la verge, la vulve ou la bouche) essentiellement propres à transmettre la contagion. Les symptômes secondaires, de plus, sont habituellement multiples, sujets à de fréquentes récidives, assez bénins pour passer inaperçus ou n'imposer aucune réserve, toutes conditions qui ne les rendent que plus dangereux au point de vue spécial de la transmission. Tout autres au contraire se présentent les accidents de la vérole vieillie (*antiquata*). Ceux-ci, d'abord, sont fort souvent des lésions internes, profondes, viscérales, non susceptibles en conséquence de servir d'origine à une contagion. Les lésions extérieures de la période tertiaire, ulcéreuses et suppuratives, se prêtent seules à la possibilité d'une transmission. Mais ces dernières, d'une part, sont assez rares, surtout si on les met en parallèle avec les symptômes secondaires dont la fréquence est prodigieuse; d'autre part, elles sont assez importantes pour ne pouvoir être ignorées non plus que dissimulées; enfin elles ne résident qu'assez exceptionnellement sur les régions sexuelles. Seraient-elles donc

1. *Practicæ chirurgicæ secunda pars*, lib. V.

contagieuses au plus haut degré, qu'elles n'auraient guère la possibilité de transmettre la contagion. C'est pour cette raison que la vérole *vieillie*, la vérole tertiaire, perd ou semble perdre sa puissance contagieuse initiale. Mais la perd-elle en réalité, ou semble-t-elle seulement la perdre parce qu'elle n'a plus la faculté ou l'occasion de l'exercer, c'est là ce que, dans l'état actuel de nos connaissances, nous ne saurions encore déterminer.]

II.

DES ULCÉRATIONS NASALES DU MAL FRANÇAIS.

Le mal français confirmé détermine très-fréquemment des *ulcérations nasales*. Ces ulcérations, qui se produisent à l'intérieur ou à l'extérieur du nez, affectent de préférence la forme corrosive et ambulante. Aussi laissent-elles souvent à leur suite des déformations très-affligeantes pour les malades.... Pour guérir ces ulcérations, il convient d'en corriger tout d'abord la malignité par une application de notre poudre, et surtout d'administrer sans retard le traitement du mal français confirmé, tel que je l'ai formulé précédemment[1].

---

1. *Practicæ chirurgicæ secunda pars*, lib. IV.

[Nous trouvons là une mention succincte, mais évidente, des diverses lésions syphilitiques pouvant aboutir à la déformation et à l'affaissement du nez : syphilides cutanées, de forme ulcéreuse ou perforante; syphilides muqueuses, voire même (et cette induction n'est probablement pas exagérée) lésions osseuses intéressant la charpente du nez.]

III.

DU SAPHATI.

Le *saphati* ou *sahaphati* est un exanthème à boutons petits et confluents, affectant pour localisation la plus commune le front, le cou, la face, et plus spécialement encore les environs du nez. Cet exanthème constitue à la surface des téguments une élevure légère, charnue, rugueuse, encroûtée ou bien écailleuse comme la peau d'un poisson. Il s'observe fréquemment dans la lèpre, surtout au début de cette maladie... On le rencontre aussi d'une façon très-commune dans le *mal français*[1].

[La lésion signalée ici par Vigo correspond vraisemblablement aux formes de syphilides cutanées que nous appelons de nos jours papulo-squameuses, psoriasiformes, etc. — V. note XXX.]

1. *Practicæ chirurgicæ* lib. IV, tr. I, cap. VI.

IV.

DES PUSTULES ULCÉRO-GANGRÉNEUSES [1] QU'ON OBSERVE SOUVENT ENTRE LE GLAND ET LE PRÉPUCE.

Les pustules ulcéro-gangréneuses [2] qui se développent entre le prépuce et le gland reconnaissent le plus habituellement pour origine le commerce sexuel avec une femme malade, affectée d'ulcères putrides ou malins de la vulve, ou avec une femme sortant à peine de ses règles à l'époque où le rapport a eu lieu.

Le meilleur traitement qu'on puisse opposer à ces lésions consiste à les brûler avec un cautère olivaire chauffé au rouge, ou bien à les détruire, après scarification préalable, à l'aide d'un trochisque de minium ou d'onguent égyptiac additionné

1. Le texte latin dit : « De pustula *carbunculosa*, etc. » Je traduis : « Des pustules *ulcéro-gangréneuses* », parce qu'après avoir consulté une foule d'auteurs je suis arrivé à cette conviction que, pour les anciens, ce mot de *carbunculus* (carboncle, charbon) représentait une lésion caractérisée à la fois et par une *ulcération* et par un processus *gangréneux*.

2. V. note XXXI.

d'arsenic. L'un et l'autre de ces moyens réussissent à merveille à tuer sur place ces pustules ulcéro-gangréneuses.

On aura soin, dans les cas de ce genre, de faire pratiquer des onctions sur la verge avec un liniment composé d'huile rosat, de blanc d'œuf et de suc de plantain ou de morelle. Une autre précaution non moins importante sera de protéger les parties voisines contre l'invasion des matières morbides venant de la verge. Dans ce but, on couvrira la région pubio-pectinéale de compresses imbibées de vinaigre et d'eau de roses.

Il se produit souvent, comme complications de ces pustules ulcéro-gangréneuses, deux accidents très-graves qui ne laissent pas de créer au chirurgien des embarras sérieux : ce sont, d'une part, des hémorrhagies abondantes[1], et, d'autre part, l'extension de la maladie au ligament de la verge[2].

1. Il n'est pas très-rare, en effet, que les ulcérations profondes du gland, soit primitives, soit consécutives à des gangrènes ou à des cautérisations énergiques, deviennent la source d'hémorrhagies plus ou moins intenses. Ces hémorrhagies, comme le dit notre auteur, « créent parfois au chirurgien des embarras sérieux », parce qu'il est très-difficile soit de les arrêter, soit d'en prévenir le retour. J'ai vu plusieurs cas de ce genre dans lesquels les malades perdirent des quantités *énormes* de sang, tous les moyens hémostatiques restant impuissants, pendant un temps plus ou moins long.

2. Ce que les anciens appelaient le ligament ou les ligaments de la verge répond à ce que nous nommons

Le premier de ces accidents sera combattu tout
d'abord par l'ensemble des moyens qui sont d'un
usage commun dans le traitement des hémorrhagies. Si ces moyens ne réussissent pas à arrêter le
sang, il faudra se résigner (bien qu'une telle opération soit assez délicate et laisse à sa suite d'inef-
façables stigmates), il faudra, dis-je, se résigner à
inciser la peau de la verge pour aller à la source
de l'hémorrhagie. Cela fait, on appliquera sur la
veine un hémostatique approprié. Si le sang sourd
de parties sphacélées, on aura recours, soit au
cautère actuel, soit à l'onguent égyptiac, soit à
notre poudre dite *Pulvis carnis malæ remotivus*,
soit encore aux trochisques de minium... Si les
escarres sont détachées, on prescrira au contraire
les incarnatifs, et plus tard les cicatrisants.

Second accident : l'extension de la maladie au
ligament de la verge est particulièrement redoutable, en ce que parfois elle se propage jusqu'à la
région pectinéale. Il m'a fallu plusieurs fois, dans
des cas de ce genre, inciser la verge longitudinalement jusqu'au pubis et détruire ensuite avec le
cautère actuel le ligament altéré. Avec l'aide de
Dieu, cette méthode m'a toujours réussi pour
enrayer les progrès du mal[1].

aujourd'hui les corps caverneux. (Voy., comme exemple,
A. Paré, *Anat.*, troisième livre, ch. XXXII, *De la verge*.)
— Remarque très-essentielle pour l'intelligence de ce qui
va suivre.

1. Je ne saurais, contrairement à l'opinion de Vigo,

Assez fréquemment il s'ajoute aux deux accidents qui précèdent une vive inflammation sous-préputiale. Dans ce cas les matières purulentes se trouvent retenues sous le prépuce autour de la pustule gangréneuse ; leur venin corrosif pénètre alors le prépuce, l'attaque dans sa substance, le ronge, et le détruit finalement dans une certaine étendue, si bien que le gland vient faire hernie à travers la perforation ainsi produite [1].

rapporter cet accident à une lésion des corps caverneux. Il semble plus probable que la complication signalée ici par notre auteur doive répondre à ce que nous appelons aujourd'hui la *lymphangite dorsale* de la verge. Cette lymphangite, en effet, est un accident fréquent à la suite des balano-posthites, du pénitis, des chancres, etc. Elle s'étend longitudinalement sur le dos de la verge, suivant le grand axe des corps caverneux, et se propage souvent, comme le dit Vigo, jusqu'à la région pubienne. Elle se présente alors sous forme d'un gros cordon, dur, noueux, inflammatoire. Une telle lésion, *à une époque où les lymphatiques étaient encore inconnus*, pouvait en imposer à la rigueur pour une affection des corps caverneux.

1. Il arrive parfois, en effet, que les balano-posthites suraiguës, essentielles ou symptomatiques, aboutissent à la gangrène et à la perforation du prépuce. C'est en général par la face muqueuse de cet organe que débute la gangrène, d'une façon inappréciable d'abord ou qui se révèle simplement par l'odeur fétide et la coloration roussâtre de l'écoulement sous-préputial. Puis la face cutanée devient livide et comme violacée au point correspondant. Bientôt une escarre se forme, s'étend et envahit une portion variable des téguments. Plus tard, les parties mortifiées s'éliminent en laissant une perforation à travers laquelle on aperçoit le gland. Il n'est pas rare enfin que ce dernier organe s'engage dans cette ouverture et vienne pour ainsi dire faire hernie par la perforation, ce qui donne à la verge un aspect des plus étranges.

Il est indispensable, en pareille occurrence, de sacrifier le prépuce et de pratiquer la circoncision. Cette opération faite, s'il reste quelques points gangréneux, on les cautérisera au fer rouge ou bien on les couvrira d'onguent égyptiac. Quant à l'incision, elle sera pansée avec un digestif composé de jaunes d'œuf et d'huile rosat ou de térébenthine[1].

V.

DES ÉCHAUFFEMENTS ET DES CAROLI SOUS-PRÉPUTIAUX QUE L'ON OBSERVE CHEZ LES JEUNES GENS[2].

Les accidents de cette nature résultent en général de rapports avec une femme qui sort de ses règles et dont les parties génitales sont échauffées (*calidæ*). Voici, en quelques mots, le traitement applicable à cet ordre de lésions.

On prescrira tout d'abord pour trois ou quatre jours des onctions avec le liniment suivant:

1. *Practica in arte chirurgica copiosa,* lib. II, tr. V, ch. VIII.
2. V. note XXXII.

```
Pr. Huile rosat. . . . . . . . . . . . . . . .    2 onces.
    Suc de plantain . . . . . . . . . .         6 drachmes.
    Litharge d'or,      ⎫
    Litharge d'argent,  ⎬ ana . . . . . . .      5 drachmes
    Tutie . . . . . . . . . . . . . . . . . .     3 drachmes.
    Céruse . . . . . . . . . . . . . . . . .      2 drachmes.
    Plomb brûlé . . . . . . . . . . . . . .       1 drachme.
F. s. a. un liniment dans un mortier de plomb.
```

Si les caroli résistent à l'emploi de ce remède, il faut alors les cautériser avec notre poudre dite *Pulvis carnis malæ remotivus*, puis revenir à l'usage du liniment susdit, et prescrire de fréquentes lotions avec un liquide de la composition suivante :

```
Pr. Eau de plantain, ⎫
    Eau de rose,      ⎬ ana . . . . . . . .      2 onces.
    Trochisques blancs de Rhasès sans
        opium [1] . . . . . . . . . . . . . .     2 drachmes.
M.
```

Il sera bon de faire tenir la verge enveloppée de compresses que l'on imbibera d'un liniment composé d'huile rosat, de blanc d'œuf, de suc de plantain ou de morelle[2].

---

1. Composition : céruse, sarcocolle, amidon, gomme adragant, camphre, etc.

2. *Practica in arte chirurgica copiosa*, lib. VI, tr. V, chap. IX.

[Les lésions dont il est question dans ce chapitre, sous le nom de *caroli*, répondent vraisemblablement à ce que nous appelons aujourd'hui la *balano-posthite érosive*. Ce terme de *caroli* n'avait pas, du reste, de signification bien précise. On l'employait comme synonyme de *pustulæ venereæ* ou de *caries pudendorum*, autres dénominations également mal définies.]

NOTES ET COMMENTAIRES

———

NOTE I.

« ..... C'était et c'est encore une maladie contagieuse. La contagion dont elle dérive s'exerce surtout
par le coït... Les premiers symptômes de la maladie
se portent presque invariablement sur les *organes
génitaux*, c'est-à-dire sur la verge ou la vulve, etc... »

Ainsi, d'après Vigo, c'est *par le coït* que presque
toujours s'exerce la contagion, et ce sont presque
toujours aussi, d'autre part, les *organes génitaux* qui
sont affectés les premiers. En d'autres termes, les
accidents initiaux de la maladie se produisent *au
siége même où porte la contagion*, là seulement et non
ailleurs. — Or, n'est-il pas remarquable de trouver
formulée de la sorte, et par un auteur du XVIe siècle,
une des lois primordiales de la syphiliographie? On
sait combien cette loi a trouvé d'opposants et de con-
tradicteurs jusqu'à une époque voisine de la nôtre.
On connaît toutes ces théories erronées des véroles
d'emblée, des véroles débutant par des accidents géné-
raux et faisant leur exorde par n'importe quelle va-

riété de manifestations, sur n'importe quel siége, etc...
Jean de Vigo avait donc vu et compris du premier
coup ce que tant d'autres après lui méconnurent ou
contestèrent.

Il est à remarquer, à ce propos, que les premiers
médecins qui assistèrent au début de la syphilis sai-
sirent plus d'une fois des phénomènes et des lois qui
échappèrent ensuite à leurs successeurs. C'est qu'eux,
en effet, observaient sur nature, naïvement, sans
parti pris, sans esprit préconçu. Plus tard vinrent les
doctrines et les systèmes, qui faussèrent les juge-
ments, masquèrent les vérités cliniques et multi-
plièrent à leur suite, sous leur couvert, ces mille
erreurs dont la science moderne a eu tant de peine à
déblayer le terrain de la syphiliographie.

NOTE II.

« Les premiers symptômes de la maladie consistaient en des boutons ulcérés d'une coloration *tantôt
brunâtre et livide,* quelquefois même noire, tantôt
légèrement blanchâtre. »

Telles sont, en effet, à ne tenir compte que de l'aspect et de la couleur, les deux formes les plus fréquentes sous lesquelles se présente l'accident initial
de la syphilis, celui que nous appelons aujourd'hui le
chancre.

Tantôt, en effet, — et c'est là le cas le plus fréquent—le chancre s'offre à notre observation avec une
teinte d'un rouge sombre et brunâtre (teinte que j'ai

comparée depuis longtemps à celle de la *chair muscu-
laire*), laquelle parfois même se fonce davantage jusqu'à devenir livide, vineuse et presque noire ; tantôt,
au contraire, il se présente avec une coloration grise
ou d'un gris blanchâtre, assez analogue à celle des
fausses membranes diphthéritiques (chancre dit, par
quelques auteurs, *diphthéritique*, ou mieux, je crois,
diphthéroïde). Ce dernier aspect, comme on le sait,
est dû aux exsudats pseudo-membraneux ou pellicu-
laires qui tapissent parfois le fond de l'érosion ou de
l'ulcération chancreuse.

Quelque succincte et écourtée qu'elle soit, la description de Vigo n'en signale pas moins d'une façon
très-exacte, cliniquement, les deux types les plus
communs du chancre syphilitique.

NOTE III.

« ..... Ces boutons (les accidents initiaux de la maladie, dérivés immédiats de la contagion) étaient circonscrits par une auréole d'une *dureté calleuse...* »

Voilà donc l'*induration chancreuse* signalée d'une
façon très-explicite et très-catégorique. Un tel signe,
du reste, ne pouvait passer inaperçu, et nous avons
vu par ce qui précède qu'il fut connu dès les premiers
temps où se manifesta le mal français. — Mais ce
qu'il est juste d'ajouter, c'est que la signification
clinique de ce symptôme fut longtemps ignorée et
resta lettre morte pour le diagnostic. Dans notre
siècle seulement elle fut comprise et prit rang parmi
les plus précieux signes de la séméiologie vénérienne.

Inutile de dire à qui revient l'honneur d'avoir *interprété* l'induration et d'en avoir fait, pour le diagnostic différentiel des affections vénériennes, un élément des plus utiles et des plus essentiels à consulter.

NOTE IV.

Jean de Vigo, comme on le voit par ce passage, s'efforçait d'assigner à chaque groupe d'accidents son ordre chronologique dans l'évolution de la diathèse. Il avait donc parfaitement compris que, loin de distribuer au hasard ses manifestations, le mal français obéit au contraire, dans sa marche, à de certaines lois. Il avait vu que tels de ses symptômes appartiennent à la maladie encore jeune, tels autres à la maladie plus avancée en âge. Il avait saisi, en un mot, ce que nous appelons aujourd'hui la *hiérarchie chronologique* de la diathèse. Cela ressort manifestement du texte que le lecteur a sous les yeux et d'autres passages qui vont suivre.

NOTE V.

Cette description de notre auteur est d'une rigoureuse exactitude clinique. Les gommes, en effet, se pré-

sentent sous forme de tumeurs d'un volume en général
moyen ou peu considérable, dures à leur début, indé-
pendantes de la peau, et ne se révélant par aucune coloration morbide des téguments. A une époque plus
avancée de leur évolution, elles se ramollissent, et
c'est alors, quand on les ouvre, qu'on les trouve constituées « par une matière visqueuse et phlegmatique » qui a été comparée, comme aspect, à une solution épaisse de gomme. Plus tard encore, elles
deviennent tout à fait molles et fluctuantes comme un
abcès. C'est à ce moment qu'elles s'ouvrent par ulcération progressive des parties qui les recouvrent. Le
plus souvent alors, lorsque n'intervient pas une médication appropriée, ces lésions dégénèrent en ulcérations plus ou moins étendues, irrégulières, creusés,
anfractueuses, toujours assez rebelles, et susceptibles
même, en certains cas, d'être envahies par le phagédénisme.

NOTE VI.

Il est à regretter que le texte de notre auteur ne
nous fournisse aucun détail sur ces engorgements
glandulaires symptomatiques du mal français.

On remarquera seulement le nom d'écrouelles
(*scrofulæ*) imposé par Vigo à certaines de ces lésions
glandulaires. Cette dénomination est des plus justes.
Il n'est pas rare, en effet, que les adénopathies syphilitiques, par le volume excessif qu'elles affectent, par
leur tendance suppurative, par leur évolution sub-
aiguë ou chronique, par l'ensemble, en un mot, de

leurs caractères, se rapprochent plus ou moins des lésions ganglionnaires de la scrofule et constituent de véritables *écrouelles*. Cette forme de lésion est bien plus commune que ne le disent nos livres classiques, et je suis certain que, dans bon nombre de cas, son origine véritable reste méconnue. Elle est fréquente surtout chez la femme, et il ne se passe guère de mois où je n'en aie un ou plusieurs exemples dans mon service de Lourcine.

Ces adénopathies *strumoïdes* de la syphilis affectent de préférence les ganglions sous-maxillaires, péri-maxillaires, sus-hyoïdiens, ceux qui sont situés sur les bords ou même sous la face profonde du muscle sterno-mastoïdien, parfois encore ceux des régions inguinales ou axillaires, etc. — Retentissant sur le tissu cellulaire qui enveloppe et environne les ganglions, elles prennent parfois la physionomie d'un phlegmon. — C'est là, je le répète, une variété de lésion aussi commune que souvent méconnue, quant à son origine, et sur laquelle il n'est pas sans intérêt, je crois, d'appeler l'attention des cliniciens.

———

NOTE VII.

« ..... Il en est de même pour les douleurs, dont toutes les formes possibles se rencontrent dans cette maladie : sciatique, podagre, chiragre, gonagre, *douleurs arthritiques généralisées*, etc... »

Cette dernière variété de douleurs syphilitiques est peu fréquente, ce qui explique qu'elle est fort peu

connue en général, qu'elle n'est même pas men-
tionnée dans la plupart de nos livres classiques. Elle
n'est pas contestable, toutefois, et, pour ma part, j'ai
eu l'occasion plusieurs fois d'observer sur mes malades
cette forme spéciale de douleurs, que j'ai qualifiée du
nom de *pseudo-rhumatisme syphilitique*.

Cette sorte de rhumatisme spécifique consiste en
des douleurs *multiples*, dont la multiplicité même est
un caractère remarquable. Ces douleurs sont variables
comme localisations, affectant soit les jointures seules,
soit avec celles-ci certaines masses musculaires, certaines gaînes tendineuses, voire même quelques nerfs
ou quelques portions circonscrites de périoste. Sourdes
plutôt qu'aiguës, elles n'ont en général qu'une intensité médiocre, et ne gênent qu'incomplétement les
fonctions sans les abolir. Elles s'exaspèrent par la
pression et les mouvements. Elles ne se révèlent par
aucun signe particulier, si ce n'est en quelques cas où,
se compliquant de légers épanchements synoviaux,
elles déterminent une certaine tuméfaction des jointures. Enfin, leur évolution est lente, et leur durée,
sans avoir rien de fixe, est toujours assez longue.

Par leur multiplicité, par leur siége, par leur physionomie générale, ces douleurs syphilitiques simulent
un rhumatisme simple, dont il est souvent assez dé-
licat de les différencier. J'ai vu de nombreuses erreurs
commises à ce propos, et je suis autorisé à dire que
le plus habituellement ce pseudo-rhumatisme spécifique, développé et entretenu par la syphilis, est pris
pour un rhumatisme vulgaire et traité comme tel dans
la pratique courante. J'ai vu, comme exemple, un de
mes confrères, médecin distingué, se méprendre sur
lui-même dans un cas de ce genre. Affligé de douleurs
multiples, de l'ordre de celles que je viens de signaler,
il se traita pendant trois mois à l'aide de tous les anti-
rhumatismaux vulgaires, tels que sulfate de quinine,
bi-carbonate de soude, colchique, vératrine, bains de

vapeur, douches sulfureuses, etc., etc. Aucun de ces moyens ne lui procura le moindre soulagement. Du jour, en revanche, où l'erreur fut suspectée, l'admi-nistration des anti-syphilitiques dissipa, comme par enchantement, ce prétendu rhumatisme, et le malade fut guéri, absolument guéri, en moins d'une quin-zaine.

Je signale à mes lecteurs cette forme insidieuse des douleurs syphilitiques.

NOTE VIII.

« ..... Que de fois aussi n'avons-nous pas à traiter *diverses affections oculaires provenant de la même origine* (le mal français), notamment une variété particulière d'ophthalmie froide avec obscurcissement de la vue! »

Il est constant, par ce passage, que notre auteur avait saisi la relation de certaines lésions oculaires avec le mal français. Notons ce fait. Mais quelles étaient les lésions mentionnées ici? Quelle était no-tamment « cette variété particulière d'ophthalmie froide avec obscurcissement de la vue » ? Nous ne saurions le dire, et l'absence de toute description, de tout détail symptomatologique propre à nous éclairer, enlève tout fondement aux différentes hypothèses qui pourraient être émises à ce sujet.

NOTE IX.

Ce dont parle ici Vigo, c'est la fièvre de consomption, la fièvre hectique de la cachexie, et non pas cet
état fébrile, spécial, spécifique même, que nous décri-
vons aujourd'hui sous le nom de *fièvre syphilitique*.
Cette dernière fièvre, qui n'a été sérieusement étudiée
que de nos jours, s'observe dans des conditions toutes
différentes de celles dont il est question dans ce passage de notre auteur. C'est une manifestation *secon-
daire*, se produisant à une époque en général peu
éloignée du début de l'infection, en dehors et indépendamment de tout état cachectique. — Il serait
hors de propos de tracer ici la symptomatologie de
cette fièvre ; je ne puis que renvoyer le lecteur à la
description que j'en ai donnée dans mes *Leçons cliniques*.

NOTE X.

On voit, par l'ensemble de ce passage, que notre auteur avait parfaitement saisi ce qu'on appelle le caractère *polymorphe* de la syphilis, c'est-à-dire cette faculté
singulière, propre à la diathèse, d'affecter les *formes*
morbides les plus différentes, faculté qui lui a valu
de longue date le surnom significatif de *Protée* pathologique. Il n'est pas de maladie, en effet, qui, sous

ce rapport, soit comparable à la vérole. Il n'en est aucune qui soit susceptible à la fois d'un nombre égal de manifestations et d'accidents plus divers comme physionomie générale.

Le *polymorphisme* est un des caractères les plus curieux et les plus distinctifs de la syphilis. Reconnu et signalé déjà d'une façon très-formelle par les premiers auteurs auxquels il fut donné d'observer le mal français, il n'a fait que s'affirmer davantage avec les progrès de la science, à mesure que la symptomatologie de ce mal s'est enrichie d'acquisitions nouvelles, à mesure que le cadre de cette entité morbide s'est élargi.

NOTE XI.

Ainsi, pour résumer en quelques mots la doctrine de notre auteur sur la pathogénie du mal français, l'accident initial de cette maladie (ce que nous appelons aujourd'hui le chancre) ne serait qu'un symptôme tout *local ;* et l'infection générale de l'organisme ne se produirait que d'une façon *consécutive* « par le fait du venin des boutons initiaux, lequel, se répandant dans tout le corps et se disséminant dans toutes les parties de l'organisme, depuis les plus élevées jusqu'aux plus inférieures, altérerait ainsi et empoisonnerait la masse du sang tout entière ». Finalement, l'époque où cette infection s'est pleinement constituée serait marquée d'une façon précise par l'explosion d'accidents divers, tels que douleurs, éruptions, ulcérations des muqueuses, etc.

C'est là, comme on le voit, la doctrine du chancre *infectant* l'organisme, lui inoculant son propre venin, et créant après lui une diathèse dont lui-même n'est ni l'expression ni le produit.

Formulée dès les premiers temps où apparut le mal français, cette doctrine a survécu jusqu'à notre siècle. Elle consacrait une erreur dont les progrès de la science ont fait justice. Aujourd'hui, au contraire, la plupart des syphiliographes s'accordent à admettre que *l'infection est acquise avec le chancre*, et à considérer le chancre comme un symptôme diathésique, comme *l'expression d'une vérole constituée*. Ces idées nouvelles ne sont pas affaire de caprice et de mode ; elles reposent sur des raisons sérieuses. Elles reposent surtout, sans parler d'autres arguments, sur les données expérimentales de l'inoculation. De même en effet que les accidents secondaires, le chancre, le véritable chancre syphilitique, n'est pas *auto-inoculable*, c'est-à-dire ne permet pas l'inoculation de son virus au sujet qui le porte. Donc, si l'économie, au moment même où le chancre vient de se produire, se défend déjà contre une inoculation itérative du virus syphilitique, c'est qu'à cette époque déjà elle est influencée par ce virus d'une façon générale, c'est que dès ce moment elle est *diathésée*. Conséquemment, ce qu'on appelle la vérole ou l'infection constitutionnelle ne commence pas avec les accidents secondaires ; elle commence avec le chancre lui-même, qui n'est que le premier en date des accidents syphilitiques, que la manifestation initiale d'une diathèse confirmée.

NOTE XII.

Le caractère *nocturne* des douleurs syphilitiques a été remarqué dès les premiers temps de l'apparition du mal français. Tous les auteurs de cette époque l'ont signalé avec insistance et considéré comme un attribut spécial des souffrances propres à ce mal. Les quelques citations suivantes ne laisseront aucun doute à ce sujet :

« ....Cruciatus generat qui *nocturno tempore* potius quam diurno urgent. » (Joseph Grunpeck, *Libellus de Mentulagra.*)

« ....Le mal français accable les malades de douleurs, de douleurs qui sont surtout *nocturnes*, etc » (Alex. Benedictus).

« ....Ces douleurs (du Mal Français) sont surtout *nocturnes;* elles sont bien plus vives la nuit, après le premier sommeil, que pendant le jour. » (G. Torrella.)

« ....Les douleurs du mal français se font surtout sentir *à l'approche de la nuit.* » (N. Montesauro.)

« Le mal français afflige les malades d'horribles douleurs, douleurs qui se font sentir surtout *pendant la nuit.* » (J. Catanée.)

Etc., etc.

NOTE XIII.

« ....Notons encore que ces douleurs siégent plutôt *en dehors* qu'au niveau même des jointures. »

Remarque très-juste et très-clinique. Il est positif, en effet, que fort souvent, bien plus souvent qu'on ne le croit en général, les douleurs syphilitiques prétendues articulaires résident *en dehors* des jointures. Ce qui donne le change à ce propos, c'est une créance trop facilement accordée aux sensations accusées par les malades. Tel malade, en effet, qui dit souffrir dans les articulations des genoux, des épaules, des coudes, etc., a ses articulations en réalité parfaitement indemnes et indolentes. Et si l'on prend soin de rechercher par un palper minutieux le siége précis de ces douleurs, on constate sans peine qu'elles résident en dehors des jointures, soit dans les masses musculaires, soit dans les tendons, soit en certains points circonscrits du périoste, soit même sur le trajet de quelque nerf. Si bien qu'en définitive, après mûr examen, ces prétendues arthralgies se convertissent souvent en myosalgies, en ténosites, en périostites, en névralgies, etc. C'est là une observation que j'ai chaque jour l'occasion de faire au lit de mes malades. J'appelle sur ce fait, trop peu connu de nos jours (mais qui n'avait pas échappé à la sagacité clinique de Vigo), l'attention de mes lecteurs.

NOTE XIV.

Voici le chapitre de Celse auquel notre auteur fait allusion ici :

« Une maladie presque ignorée en Italie, mais très-répandue dans certains pays, est celle que les Grecs appellent *éléphantiasis*. Elle est au nombre des affections chroniques. Ce mal affecte la constitution tout entière, au point que les os mêmes sont altérés. La surface du corps est parsemée de taches et de tumeurs nombreuses, dont la couleur rouge prend par degrés une teinte noirâtre. La peau est irrégulièrement épaisse ou mince, molle ou résistante, et comme écailleuse. Il y a amaigrissement du corps et gonflement du visage, des jambes et des pieds. Quand la maladie a acquis une certaine durée, les doigts des pieds et des mains disparaissent en quelque sorte sous ce gonflement ; puis, une petite fièvre se déclare, qui suffit pour emporter le malade, accablé déjà par tant de maux. »

Quelle ressemblance, quelle analogie notre auteur pouvait-il trouver entre une telle maladie et le mal français ? Si les similitudes font défaut entre ces deux affections, les différences en revanche abondent et surabondent ; pas n'est besoin de les signaler.

NOTE XV.

On se demande avec surprise comment notre auteur pouvait trouver dans ce passage de Suétone le moindre témoignage en faveur de l'existence du mal français dans l'antiquité.

Que dit en effet le texte de l'historien latin ? Ceci, et rien autre :

1º Que l'empereur Auguste « fut sujet pendant toute sa vie à des maladies graves et dangereuses »;

2º Que son corps « était couvert de taches »;

3º Que la peau de sa poitrine et de son ventre « était parsemée de taches de naissance, etc... »;

4º Qu'il dut sa guérison « à l'emploi de remèdes jusqu'alors inusités et dont on fit sur lui l'application première ».

Or :

1º Si l'empereur Auguste fut sujet à de nombreuses maladies, rien ne dit que l'une de ces maladies ait été le mal français.

2º Si son corps était couvert de taches, rien ne prouve que ces taches aient eu une origine syphilitique. Elles pouvaient être la conséquence d'une dermatose quelconque, et les maladies de la peau sont assez nombreuses pour que l'existence de l'une d'elles ne légitime pas le soupçon d'une infection syphilitique.

3º Ne disons rien de ces autres taches qui couvraient le ventre et la poitrine d'Auguste, et qui, « tant par leur nombre que par leur disposition, rappelaient exactement la constellation de la Grande-Ourse ». C'étaient là, dit Suétone, des taches *de nais-*

sance. Des taches de naissance n'ont rien à faire avec la vérole. Passons.

4° Enfin, si l'empereur Auguste ne guérit de toutes ses maladies que grâce à des remèdes nouveaux et jusqu'alors inexpérimentés, j'essaye vainement de comprendre comment il ressort de là que l'une de ces maladies ait été la vérole. Le succès d'un remède *nouveau* témoignant de la nature syphilitique d'une maladie ! Cela n'est que dérisoire et ne supporte pas l'examen.

Et voilà les arguments dont s'autorise notre auteur pour émettre cette induction que l'empereur Auguste paraît avoir souffert d'un mal *analogue* au mal français ! Il n'est pas cependant un seul mot dans le texte de l'historien latin qui légitime un tel rapprochement. Et, je le répète, on a vraiment lieu d'être surpris qu'un médecin aussi sensé, aussi judicieux que Jean de Vigo, se soit laissé entraîner à l'étrange aberration que nous venons de signaler.

Du reste, soit dit incidemment, lorsqu'on les examine de près et avec rigueur, la plupart des arguments produits en faveur de *l'antiquité* de la vérole n'ont guère plus de valeur que les précédents. Les auteurs qui ont affirmé l'existence de la syphilis dans les sociétés grecque et romaine se sont payés de mots et satisfaits des témoignages les plus controversables, en négligeant les seuls documents propres à éclairer cette question. Ces documents, que mon ambition serait de tirer de l'oubli et de placer, comme pièces de conviction, sous les yeux de mes lecteurs, ce sont les écrits des médecins qui, exerçant leur profession vers la fin du XV° siècle ou dans les premières années du XVI°, assistèrent comme praticiens à l'origine même et au développement du mal français. Le témoignage naïf et précis de ces témoins oculaires a cent fois plus d'autorité pour trancher la question d'origine de la syphilis que tous les tex-

tes ambigus de la littérature grecque ou latine. Celui
de Vigo en particulier mérite grande considération,
et l'on a pu voir qu'en différents passages de son
œuvre notre auteur se prononce très catégorique-
ment sur le caractère tout *moderne* de la maladie.

NOTE XVI.

« ...Les douleurs du mal français ne sont en rien
soulagées par toute la série de ces agents résolutifs ou calmants qui, de l'aveu général, constituent
les spécifiques infaillibles de l'élément *douleur* dans
les maladies... Tout au contraire, un soulagement
immédiat suit une simple onction à laquelle une
faible dose de mercure communique une vertu spéciale et merveilleuse. »

Observation très-juste, très-clinique, dont nous
avons chaque jour à vérifier l'exactitude. Il est parfaitement certain que si l'on combat les douleurs syphilitiques par les divers remèdes qui constituent les
sédatifs communs de l'élément douleur dans les maladies (opiacés, belladone, jusquiame, chloroforme,
éther, chloral, sédatifs et narcotiques de tout genre),
on n'obtient, en général, que des résultats très-peu
satisfaisants. Ou bien ces remèdes ne procurent aux
malades aucun soulagement, ou bien ils ne calment
leurs souffrances que d'une façon toute provisoire.
Si l'on met en œuvre, au contraire, les agents spécifiques de la maladie (mercure ou iodure de potas-
sium), on détermine d'une façon presque infaillible
une sédation immédiate et persistante.

NOTE XVII.

Il était tout naturel qu'à une époque de fervent humorisme, les *émissions sanguines* trouvassent leur place dans le traitement d'une affection diathésique telle que le mal français. On les considérait, en effet, comme un moyen mécanique de diminuer la quantité des « humeurs corrompues » et de soulager d'autant l'organisme contaminé. Ce qu'on demandait à la saignée, c'était d'évacuer, pour ainsi dire, une dose du poison. En d'autres cas, on s'efforçait de provoquer une sorte de *dépuration locale*, en couvrant de ventouses scarifiées une région affectée d'éruptions ou de douleurs, région qu'on croyait dégager ainsi d'une certaine quantité d'humeurs virulentes.

Néanmoins, quelque rationnelles qu'elles puissent paraître en principe aux esprits engoués des doctrines humorales, les émissions sanguines ne furent jamais appliquées comme médication principale, comme traitement de fond, si je puis ainsi parler. Sans doute on s'était aperçu de bonne heure et par expérience qu'il convenait d'être ménager du sang des syphilitiques. Aussi, bien que sacrifiant aux idées de leur temps, les vrais praticiens s'accordaient-ils en général à réserver exclusivement l'emploi de la saignée aux sujets d'une constitution vigoureuse et d'un tempérament pléthorique exceptionnel. Tel était, comme on a pu le voir, le sentiment de notre auteur.

NOTE XVIII.

La méthode des *cautérisations abortives* date de loin, comme on le voit par ce passage, où elle se trouve formulée dans des termes aussi précis qu'elle aurait pu l'être par un auteur de nos jours. Il serait même curieux de mettre en regard, à ce point de vue, le texte de Vigo avec celui d'un chirurgien illustre de notre siècle (V. Ricord, *Leçons sur le chancre*, p. 286 et suiv.). L'analogie d'idées et même de langage ne laisserait pas de donner quelque piquant à un rapprochement de ce genre. — Mais passons sur ce point.

Longtemps, et l'on pourrait dire jusqu'à nos jours, cette méthode prétendue *abortive* a joui d'une grande faveur. D'éclatants succès lui étaient rapportés. Non-seulement, disait-on, elle guérissait le chancre, en tant qu'accident local, d'une façon rapide et sûre ; mais de plus — et c'était là son mérite essentiel — elle prévenait du coup les conséquences ultérieures du chancre ; elle *tuait* la syphilis en germe, elle l'étouffait dans son berceau, elle l'éteignait *ab ovo* en tant que diathèse, en tant qu'infection constitutionnelle.

Il était tout naturel qu'on se fît illusion sur la valeur de cette méthode au temps de Vigo, comme à toute époque où le chancre simple resta confondu avec le chancre syphilitique et englobé dans la symptomatologie de la vérole. C'est qu'en effet, indifféremment appliquée à l'une ou à l'autre espèce de chancre, la cautérisation fournissait ou semblait fournir une moyenne considérable de succès, et de

succès d'un inestimable prix. Autant de fois elle portait sur un chancre simple ou sur toute lésion d'origine non syphilitique, autant de fois elle enregistrait
un triomphe et semblait avoir éteint en germe une
syphilis qui, de fait, n'avait jamais existé. Au cas
contraire, s'attaquait-elle à un chancre syphilitique,
elle n'empêchait en rien les manifestations ultérieures de se développer et la diathèse de suivre son évolution normale. Mais alors on ne manquait pas de
trouver à cet insuccès toutes sortes d'explications
plausibles : « C'était le caustique qui n'avait pas agi
assez énergiquement, qui n'avait pas intéressé et
détruit toute la surface du chancre ; c'était la cautérisation qui avait été pratiquée trop tardivement ou
dans des conditions mauvaises, etc.... » Si bien qu'en
tout état de cause la méthode restait sauve et qu'on
aurait eu mauvaise grâce à lui reprocher quelques
revers en face des résultats inappréciables qui, d'autre
part, semblaient devoir lui être rapportés.

Ce fut seulement à l'époque où les deux chancres
furent distingués l'un de l'autre et considérés comme
constituant deux espèces pathologiques absolument
distinctes, qu'il fut permis d'apprécier justement les
résultats de la méthode abortive. Les illusions alors
se dissipèrent, et l'on fut amené à reconnaître que,
merveilleusement active pour *tuer* sur place le chancre simple, accident tout local, la cautérisation était
radicalement impuissante pour éteindre en germe la
syphilis et l'étouffer « dans son berceau ». Force fut
de comprendre que détruire le chancre syphilitique
n'était pas détruire la syphilis, et que supprimer un
accident d'une diathèse n'était pas supprimer cette
diathèse. Certes cette vérité ne s'établit pas sans résistance. Elle souleva, tout au contraire, nombre de
débats. On peut dire cependant qu'elle est définitivement acquise à la science aujourd'hui.

NOTE XIX.

« ....Il arrive parfois que les lésions initiales du
mal français *se rouvrent après guérison* et reprennent leur malignité première.... »

Ce passage est digne de remarque. Vigo signale ici
un accident du chancre des plus curieux, et je puis
ajouter des moins connus, même de nos jours. Cet
accident, c'est la *réouverture* du chancre après cicatrisation, la formation d'un nouveau chancre *consécutif* sur l'emplacement du premier. Parfois, en effet,
il arrive ceci : le chancre syphilitique, après avoir nor-
malement parcouru ses périodes, se ferme et se cicatrise d'une façon en apparence définitive; puis, tout
à coup, sous l'influence d'une provocation locale, ou
le plus souvent même sans la moindre cause exté-
rieure, cette cicatrice s'érode, s'excorie, s'ulcère, et
finalement est remplacée par une plaie de formation
nouvelle, plaie qui rappelle exactement comme étendue, comme coloration, comme physionomie générale, le chancre primitif.

J'ai nommé *chancre redux* cette sorte de chancre
reconstitué après coup sur l'aire de la lésion origi-
nelle. Dans un mémoire spécial, j'ai longuement
étudié les caractères et la pathogénie de cet accident curieux. Ce n'est pas le lieu de reproduire ici
les idées que j'ai développées dans ce travail. Je ne
ferai qu'y renvoyer le lecteur. (Étude clinique sur
l'induration syphilitique primitive, *Archives générales
de médecine*, nov. 1867.)

NOTE XX.

Sans avoir mis en œuvre la série nombreuse des remèdes préconisés dans ce chapitre, ni expérimenté à
nouveau l'antique méthode de la *digestion* et de *l'é-
vacuation* des humeurs, nous savons à quoi nous en
tenir sur la valeur de tels traitements appliqués à la
syphilis. Nous le savons d'autant mieux que notre
auteur prend soin de nous éclairer lui-même sur ce
point, en nous avertissant que dans bien des cas ces
traitements restaient inactifs, et qu'en raison de leur
impuissance force était de recourir à d'autres agents
plus énergiques, « notamment aux onguents et aux
emplâtres dans la composition desquels entrait le
mercure ».

Or, on se demande, non sans étonnement, comment
des médecins instruits et expérimentés, comment
des esprits éclairés et observateurs ont pu se laisser
abuser sur les vertus de médications purement actives
en théorie, mais radicalement inefficaces en pratique.
A cela, dans l'espèce et en ce qui concerne le mal
français, je crois trouver une double raison. D'une
part, les médecins du XVᵉ et du XVIᵉ siècles, en pré-
conisant et en appliquant de telles méthodes, obéis-
saient à une tradition respectée, à un ensemble de
croyances que l'on considérait de leur temps comme
la base rationnelle de toute thérapeutique. D'autre
part, ils étaient entretenus dans leurs illusions par les
succès *apparents* de leur pratique. Voyant sur les malades soumis à leur traitement certains symptômes du
mal français s'atténuer et disparaître, ils ne man-

quaient pas de considérer ce phénomène comme un effet de leur médication ; ils s'en applaudissaient, et faisaient honneur à leurs remèdes de ce qui était le résultat pur et simple de l'évolution spontanée de la maladie. C'est qu'en effet, — et tel est le secret de leur erreur, —ils ignoraient la *marche naturelle* du mal auquel ils avaient affaire. Ils ignoraient que les accidents de ce mal, ceux surtout qui se manifestent dans les premiers temps de la diathèse, sont susceptibles d'une disparition *spontanée*, en dehors de toute influence médicatrice. Et ne leur tenons pas à grand crime d'avoir laissé passer inaperçue cette vérité, car elle n'a été bien connue et scientifiquement démontrée que dans notre siècle. Encore s'en faut-il de beaucoup qu'elle soit universellement admise, même de nos jours, et certes l'on surprendrait fort quelques-uns de nos contemporains en leur disant que le chancre, le bubon, la plupart des syphilides précoces, les adénopathies, l'alopécie et nombre d'autres phénomènes de l'ordre de ceux qu'on appelle secondaires, guérissent d'une façon toute spontanée, sans le secours d'aucun traitement, et qu'il serait même difficile, impossible peut-être, de trouver une médication qui les empêchât de guérir.

Ce grand fait, Jean de Vigo l'ignorait, je le répète. Aussi fut-il conduit à considérer comme un résultat de son traitement ce qui était l'œuvre spontanée de la nature, et à préconiser comme actives des médications absolument impuissantes.

NOTE XXI.

Ces deux dénominations de mal français *confirmé*
ou *non confirmé* ne laissent pas de présenter une ob-
scurité réelle. Toutefois, après mûr examen, je crois
avoir dégagé le sens que leur attribuait notre auteur.

On serait tenté, au premier abord, de prendre ces
deux mots pour synonymes de maladie passée ou non
à l'état de diathèse. Il n'en est rien. Pour Vigo, en
effet, le mal français était toujours une affection
diathésique. Cela résulte de son texte même. Mais il
est dans cette diathèse des *modes* et des *degrés* différents. Spontanément ou sous l'influence d'un traitement approprié, la diathèse peut se borner à quelques manifestations bénignes, s'épuiser rapidement
et disparaître sans laisser de traces. Il est possible,
inversement, qu'elle jette dans l'organisme des racines plus profondes, qu'elle résiste aux médications
dépuratives, qu'elle s'accuse par une série d'accidents de plus en plus graves, qu'elle prenne possession de l'économie au titre d'une disposition chronique et persistante. Dans le premier cas, il semble
que la maladie n'ait pas été assez puissante pour
« répandre son venin dans le corps, pour infecter la
masse du sang », pour s'établir, en un mot, dans l'organisme et s'y *confirmer* à l'état d'infection perma-
nente. Dans le second, au contraire, le venin morbide
s'est disséminé dans tous les systèmes et a altéré toutes les humeurs ; l'infection générale s'est accomplie ;
une disposition pathologique s'est constituée dans

l'être vivant pour un temps indéfini ; bref, la maladie, dans le langage de Vigo, s'est *confirmée*.

Telle est, je crois, l'interprétation qu'il convient d'attribuer à ces deux mots de « mal français confirmé ou non confirmé ».

Cela dit, est-il besoin de faire remarquer le vague de cette division ? Vigo en établit lui-même la critique la plus sévère en confessant qu'il est impossible *a priori*, dans un cas donné, de décider si la maladie s'est confirmée ou non ; qu'on ne peut en juger que d'après les événements, d'après les manifestations qui se produisent ; de sorte que tel cas, *non confirmé* aujourd'hui, pourrait bien se trouver *confirmé* demain, etc.. — Inutile, je crois, d'insister sur ce point.

NOTE XXII.

Notons que Vigo appréciait très-justement ici le caractère essentiel de la médication hydrargyrique. « Cette médication, dit-il, je ne craindrai pas de l'appeler *générale (universalis)* : générale, en ce sens qu'elle s'adresse et remédie avec une égale efficacité à tous les accidents de la maladie, quels qu'ils soient,... etc. » De même, aujourd'hui, la plupart des pathologistes s'accordent à considérer le mercure comme exerçant une action *d'ensemble* soit sur l'organisme infecté, soit plus directement sur le principe morbide qui régit toutes les manifestations de la diathèse. Dans l'une ou l'autre de ces hypothèses, le mercure serait ce que dit Vigo, un *modificateur général* « s'adressant et remédiant avec une égale efficacité aux divers accidents de la maladie ».

NOTE XXIII.

« ....On continue ce traitement (les frictions mercurielles) sans interruption jusqu'à ce que les dents
commencent à s'agacer et à devenir douloureuses,
*symptôme qui sert d'indice pour suspendre l'emploi du
remède,* etc.... »

Donc, si Jean de Vigo croyait nécessaire à l'effet
du traitement un certain degré d'excitation des gencives, il était bien loin de condamner ses malades à
ces salivations excessives et chroniques que certains
médecins d'une époque ultérieure considérèrent
comme indispensables au succès de la médication
mercurielle. Ce qu'il voulait seulement, c'était solli-
citer vers la bouche le *flux dépuratif des humeurs
morbides;* mais il n'allait pas au delà, et, ce résultat
obtenu, il prescrivait de cesser aussitôt les frictions,
pour ne pas exagérer ce premier degré d'irritation
buccale.

Il y a loin de cette pratique de notre auteur à celle
qui, dépassant toute mesure, imposait aux malheureux syphilitiques (et cela dans un temps qui n'est
pas encore très-éloigné de nous) l'effroyable supplice
d'une stomatite *entretenue,* laquelle n'aboutissait que
trop souvent à des accidents graves. Avec un tact
véritablement médical, Vigo demandait simplement
au mercure le témoignage d'une influence exercée
sur l'organisme, sans exposer ses malades aux conséquences pénibles et inutiles d'une médication pé-
rilleuse.

NOTE XXIV.

A l'époque où écrivait Jean de Vigo, les idées humorales étaient en pleine faveur. Il n'est donc pas étonnant que la salivation déterminée par le mercure ait été considérée par les médecins de cette époque comme un *effort salutaire* de la nature, tendant à évacuer de l'organisme « des humeurs corrompues et la matière propre de la maladie ». Ce fut là, en effet, une opinion généralement acceptée. Et cette opinion semblait si naturelle, cette interprétation cadrait si bien avec les doctrines du jour, qu'on ne songeait même pas à la discuter. Il ne venait à l'idée de personne de rechercher si la salivation qu'on voyait se produire chez les syphilitiques ne se produirait pas d'une façon identique, sous l'influence du même traitement, chez des sujets sains, n'ayant « aucune humeur morbide » à évacuer ; si cette salivation n'éliminait que des humeurs normales, et non « la matière propre du mal français » ; si elle n'était, en un mot, qu'un effet commun du remède, et non un effort dépuratif de la nature contre une infection spéciale. Singulier aveuglement d'une époque où la clinique cédait le pas à la doctrine, où l'observation s'abaissait devant les dogmes indiscutés du galénisme !

Comme conséquence de cette doctrine, la salivation, bénéfice de nature artificiellement provoqué, devait être *respectée* religieusement une fois établie. Tout au plus était-il permis d'en tempérer les effets irritants ou douloureux à l'aide de quelques garga-

rismes émollients, anodins, narcotiques ou autres.
Mais on eût considéré comme une souveraine impru-
dence de chercher à réprimer ce flux salutaire. Aussi
recommandait-on expressément de s'abstenir, lorsque la salivation s'était produite, « de tous médicaments styptiques, dont l'action répercussive courrait
risque de refouler à l'intérieur du corps l'humeur
morbide tendant à s'évacuer par la bouche ».

Encore si l'on s'était borné à respecter la salivation
établie! Mais on ne s'en tint pas toujours là. Quelques médecins voulurent mieux faire. La salivation
une fois provoquée, ils crurent devoir l'exciter encore,
la fouetter et l'entretenir, en insistant avec persévé-
rance sur l'emploi des frictions. Et de là résultèrent,
comme on le sait, ces stomatites effroyables qui gan-
grénaient les gencives, qui déchaussaient, ébranlaient
les dents et souvent en déterminaient la chute, qui
parfois même allaient jusqu'à carier, à nécroser une
portion des maxillaires, et qui dans tous les cas
imposaient aux malheureux patients un long et hor-
rible supplice. Inutile et désastreuse pratique qui n'a
pas peu contribué certainement à semer dans le peuple l'horreur d'un salutaire remède.

NOTE XXV.

Il s'en faut de beaucoup que les pharmaciens de nos jours s'astreignent, pour la préparation de l'emplâtre de Vigo, à la vieille formule de notre auteur. — Ce n'est pas un regret que j'exprime ici, c'est un fait que je constate.

Voici la formule conseillée par le dernier Codex :

P. Emplâtre simple	2,000 gr.
Cire jaune	100
Poix résine purifiée	100
Gomme ammoniaque purifiée.	30
Bdellium.	30
Oliban.	30
Myrrhe	30
Safran.	20
Mercure	600
Styrax liquide purifié . . .	300
Térébenthine du mélèze . .	100
Huile volatile de lavande . .	10

Ainsi modifié, l'emplâtre de Vigo ne perd rien, je crois, de ses propriétés.

Ce vieil emplâtre est encore d'un emploi très-commun, même de nos jours. — Certes on en a beaucoup exagéré la valeur, et nous ne doutons pas que la plupart des vertus dont on l'a doté ne soient purement illusoires. Il serait injuste toutefois de lui refuser une certaine action modificatrice sur quelques lésions syphilitiques. De tous les topiques que j'ai employés

pour le pansement des syphilides excoriatives, ulcéreuses, tuberculeuses, gommeuses, etc., c'est encore
l'emplâtre de Vigo *cum mercurio* auquel de beaucoup j'accorde la préférence. Voici comment je l'em-
ploie dans ces divers cas.

Je fais préparer pour ce mode de traitement un
sparadrap très-souple, très-flexible, pouvant se mou-
ler facilement sur les irrégularités, les anfractuosités
d'une plaie. On obtient un sparadrap de ce genre, dit
taffetas de Vigo, en étendant sur du taffetas ou sur
une étoffe assez mince une couche très-légère d'emplâtre récemment composé.

Ce taffetas est divisé en petites bandelettes d'un
centimètre au plus de large, sur une longueur pro
portionnelle à l'étendue de la plaie. On a soin , en
appliquant ces bandelettes, de les imbriquer et de les
croiser en X, suivant les règles du *pansement occlusif*
formulées par M. Chassaignac. Finalement on les fixe
par une ou deux compresses et quelques tours de
bande.

Ce pansement ne doit être changé que toutes les
vingt-quatre heures, sauf le cas de suppuration très-
abondante. Souvent même j'ai eu à me louer de le
laisser à demeure plusieurs jours de suite. — Inutile
d'ajouter qu'à chaque pansement la plaie doit être
soigneusement lavée, puis essuyée. — Il peut être
avantageux aussi, suivant les cas, de la badigeonner
à la teinture d'iode.

Ce mode de traitement, je le répète, est le meilleur de tous ceux que j'ai expérimentés. Je n'en em-
ploie plus d'autre depuis quelques années dans mon
service d'hôpital, et je lui dois de très-nombreux
succès. Je me rappelle, entre autres cas, avoir guéri de
la sorte une syphilide ulcéreuse d'une énorme étendue, qui avait résisté à des topiques et à des panse-
ments de tout genre, sans parler des cautérisations
nombreuses auxquelles elle avait été soumise. Cette

syphilide était vieille de douze ans ; elle occupait toute la hauteur de la cuisse sur les trois quarts de sa circonférence, depuis le genou jusqu'à l'épine iliaque, et se prolongeait même sur la fesse. Le pansement occlusif au taffetas de Vigo (aidé, du reste, je dois le dire, d'un traitement interne approprié) la modifia très-rapidement et en détermina la cicatrisation en quelques semaines.

Dans les succès de ce traitement, quelle part revient au topique, quelle part à l'occlusion ? Un sparadrap simple, non mercuriel, ne produirait-il pas les mêmes effets que le sparadrap de Vigo ? Je ne saurais résoudre cette question, n'ayant pas tenté d'expériences comparatives. Ce que je sais simplement, c'est que ce mode de pansement, à éléments complexes, réussit fort bien dans les cas précités. Je le recommande à mes lecteurs.

NOTE XXVI.

Laissons l'interprétation pour ce qu'elle vaut, mais reconnaissons la vérité du fait que signale ici notre auteur. Il n'est pas rare que certaines syphilides érosives ou ulcéreuses, après s'être cicatrisées d'une façon complète et définitive en apparence, se rouvrent ensuite sur leur siége primitif et se reconstituent dans toute leur étendue avec la plénitude de leurs attributs antérieurs. Ces récidives *in situ* n'ont rien de fixe dans leur apparition. Tantôt elles se produisent à courte échéance, quelques mois, quelques semaines, quelques jours même après la cicatrisation de la lésion première ; tantôt elles sont bien autrement tardives.

Citons, comme exemple de ce fait, sinon peu connu, du moins rarement signalé par les auteurs, les récidives *in situ* des papules muqueuses, récidives assez communes notamment pour les papules vulvaires. Les syphilides cutanées sont moins sujettes à ce genre d'accident. J'ai sous les yeux néanmoins en ce moment deux exemples de ces syphilides s'étant reproduites sur leur siége primitif avec tous leurs caractères antérieurs. L'une est une syphilide tuberculeuse de la face ; elle a récidivé sur place un an environ après son apparition première. L'autre est une syphilide pustulo-crustacée occupant toute la face dorsale de l'avant-bras. Soumise au pansement par occlusion avec le sparadrap de Vigo, elle s'était réparée et cicatrisée très-rapidement, lorsqu'une quinzaine plus tard, sans cause appréciable, elle se rouvrit presque subitement sur toute son étendue première.

NOTE XXVII.

Comme on le voit par ce passage, la possibilité de récidives d'accidents syphilitiques *à longue échéance* n'avait pas échappé à l'attention de Vigo. Mais, qu'on ne l'oublie pas, notre auteur écrivait vers 1514, c'est-à-dire à une époque où la Syphilis comptait à peine une vingtaine d'années d'existence. Il ne pouvait donc observer encore de ces récidives telles qu'on en signala plus tard, distantes de trente et quarante ans du début de la contagion. — Soit dit incidemment, cette longévité excessive qu'affecte la diathèse en certains cas n'est pas une des particularités les moins curieuses de son histoire. Elle est loin encore d'être exactement déterminée. Ce qu'il y a de certain, c'est qu'elle augmente à mesure que la science progresse et que les observations s'accumulent. On l'estimait de nos jours, comme terme extrême, à quarante ou quarante-cinq années, et voici que tout récemment j'ai eu l'occasion de constater d'une façon très-authentique, sur un vieillard de soixante-treize ans, un exemple de récidive d'accidents syphilitiques dont l'origine première ne remontait pas à moins de cinquante-trois ans ! Chez ce malade donc la survie de l'infection avait dépassé un *demi-siècle!*

Ces récidives à longue portée ne sont pas assez connues pratiquement; elles comportent cependant un intérêt clinique des plus sérieux.

NOTE XXVIII.

De même que Jean de Vigo avait nettement saisi et signalé le caractère diathésique de la syphilis, de même, par une conséquence naturelle, il avait compris la nécessité d'un traitement prolongé, d'une sorte de médication *chronique*, pour éteindre dans l'organisme une disposition morbide essentiellement persistante. D'après lui, comme on le voit par le passage que nous commentons actuellement, le sujet affecté du mal français n'est jamais à l'abri de récidives que si l'on a soin « *d'insister sur le traitement* alors que la guérison apparente est obtenue », de répéter ce traitement à certains intervalles, de tenir la maladie, en un mot, plusieurs années de suite sous la même influence thérapeutique. Cette vue est des plus justes, et rien de plus sensé, je pense, n'a été écrit sur ce point particulier. Il est certain, en effet, à mon avis du moins, que la syphilis ne guérit ou n'impose définitivement silence à ses manifestations qu'au prix d'une médication longtemps continuée tout d'abord, et répétée plus tard presque à satiété dans le cours des trois ou quatre premières années de l'infection.

Si l'on se contente, comme on le fait généralement, de traiter la syphilis à son début pendant quelques mois (serait-ce même pendant cinq, six, huit mois), et si passé ce temps on abandonne le malade à lui-même, on peut être à peu près certain que, dans le cours des années suivantes ou plus tard, il se produira quelques récidives. J'ai sous la main des centaines d'observations dans lesquelles des sujets syphilitiques traités de la sorte pendant quelques mois au début de leur maladie ont vu reparaître sur eux des accidents de diverse nature, tantôt des lésions secondaires peu sérieuses par elles-mêmes, tantôt des lésions tertiaires d'une gravité intrinsèque bien autrement redoutable. Ces accidents de retour, quels qu'ils fussent d'ailleurs, démontraient surabondamment dans tous ces cas qu'un traitement *unique* opposé à la diathèse naissante, bien que prolongé plusieurs mois et à doses assez énergiques, avait été impuissant à éteindre le germe de la maladie, à étouffer la *disposition* acquise.

Que si le traitement, au contraire, est institué différemment, d'une façon que je vais indiquer, les résultats sont tout autres, les récidives deviennent bien plus rares, souvent même ne se produisent pas, et une immunité longtemps prolongée donne quelque droit à considérer les malades comme à l'abri de tout accident pour l'avenir. Ce qu'il faut, d'après mon observation personnelle, pour obtenir cette immunité, c'est, je le répète, une médication de longue haleine, une médication longuement continuée au début, reprise plus tard et répétée à intervalles variables, suivant les cas, pendant le cours des trois ou quatre premières années. Il serait hors de propos de formuler ici les détails de cette méthode que j'ai longuement exposée dans mes Cours sous le nom de *méthode des traitements successifs*. Je ne fais que l'indiquer actuellement d'une façon générale.

Rationnelle en principe, cette méthode m'a fourni en pratique des résultats dont je crois avoir le droit de m'applaudir. Si j'ai été conduit à en parler ici, c'est qu'elle repose sur cette idée-mère développée par Vigo, à savoir que la syphilis a besoin, pour guérir, d'une série de traitements successifs, d'une sorte de *dépuration chronique*.

NOTE XXIX.

« Lorsque le mal français s'est confirmé, il est encore possible certes de *pallier* à ses accidents ; mais *il est très-rare,* je ne dois pas le dissimuler, *qu'on parvienne à le guérir complétement en tant que disposition morbide.* »

On voit, par cet aveu, que les nombreuses formules et recettes qui précèdent n'avaient pas toujours cette action si efficace, si *merveilleuse,* que leur accorde libéralement notre auteur en divers passages de son livre. Malgré l'incontestable et énergique action du traitement qu'il mettait en usage, en dépit même des succès qu'il en avait obtenus, Jean de Vigo n'avait pas manqué d'observer ce que nous observons encore trop souvent, à savoir la persistance de la maladie sous forme de *disposition morbide,* de diathèse *latente,* pouvant d'un jour à l'autre déterminer l'explosion de nouveaux symptômes spécifiques. Instruit par l'expérience, il distinguait très-bien la guérison *apparente* de ses malades de leur guérison *réelle,* et pour lui, comme il le dit du reste très-explicitement, la disparition d'accidents actuels pouvait n'être qu'un effet *palliatif* du traitement, sans constituer un gage d'immunité pour l'avenir. Il savait le mal français facilement susceptible de récidives « des mois, voire même des années après son apparition première », et il avait conclu de là qu'après s'être accusé par des phénomènes visibles ou tangibles, ce mal pouvait rester en possession de l'organisme d'une façon larvée et absolument inappréciable, pour se révéler plus tard par des manifestations inattendues. Il avait compris, en un mot, ce que nous appelons aujourd'hui le caractère *diathésique* de la maladie.

Quant à la dernière assertion de Vigo, elle soulève le plus difficile et le moins résolu de tous les problèmes de notre science. Guérit-on ou ne guérit-on pas de la vérole *en tant que disposition morbide?* De nos jours même il serait impossible de répondre à cette question d'une façon bien catégorique. Il est certain qu'en pratique, matériellement, la vérole semble guérir. Ainsi, l'on rencontre tous les jours des sujets avancés en âge qui, ayant eu la syphilis dans leur jeunesse, n'en ont plus éprouvé d'atteintes ultérieures pendant toute leur vie. Il paraît donc vraisemblable que chez eux la maladie s'est guérie. Mais ce qui empêche, ce qui empêchera toujours, même dans les cas de cet ordre, de croire à une guérison complète et d'affirmer cette guérison, c'est qu'il n'est pas rare inversement de voir des syphilis très-anciennes se réveiller de la façon la plus inattendue, après de longues, très-longues périodes d'une immunité complète. Ces exemples de récidives d'accidents syphilitiques à longue échéance, à dix, vingt, trente, voire même cinquante années du début de l'infection, révèlent dans la maladie une puissance singulière de *survie latente*, et rendront toujours très-problématique l'extinction radicale de la diathèse.

Si d'ailleurs cette diathèse avait pour habitude de s'épuiser et de s'éteindre en quelques années, nous aurions l'occasion plus ou moins fréquente de la voir se doubler, c'est-à-dire se répéter avec les mêmes accidents sur un même sujet. Or, il faut bien le reconnaître, les exemples de *vérole double* se comptent dans la science, et ceux qu'on a cités, en bien petit nombre, sont passibles d'objections sérieuses. Pour ma part, en seize ans, je n'en ai observé qu'un seul cas à peu près certain.

Il est donc à croire que la diathèse syphilitique, alors même qu'elle est destinée à ne plus entrer en action, reste néanmoins en puissance latente de l'économie, et laisse à l'organisme anciennement infecté une disposition spéciale qui le défend contre une atteinte nouvelle du virus, contre une contamination ultérieure.

D'après cela, sans pouvoir donner à ce grave problème une solution définitive et véritablement scientifique, nous sommes ramenés vers l'assertion de Vigo comme expression des probabilités les plus rationnelles ; et force nous est en somme de répéter, bien à regret, avec notre vieil auteur : Si l'on guérit les accidents de la vérole, il est très-rare, suivant toute vraisemblance, qu'on parvienne à guérir complétement la vérole *en tant que disposition morbide,* en tant que diathèse.

NOTE XXX.

Il n'est guère possible de rattacher à ce terme de *Saphati*, qui est d'un usage si fréquent dans les auteurs du XVe et du XVIe siècles, une signification bien déterminée, bien précise. Les recherches minutieuses que j'ai faites sur ce sujet m'ont convaincu que différentes maladies étaient confondues sous cette appellation. Cela devait être, car l'ordre et la nomenclature n'ont pénétré que de nos jours dans les affections cutanées. — Pour quelques auteurs, le saphati désignait indistinctement toutes les lésions ulcéreuses ou suppuratives de la tête (*ulcera manantia capitis*). D'autres faisaient du saphati une variété d'achore ou de teigne ; d'autres le considéraient comme une espèce particulière de serpigo, d'impétigo, de « gratelle entre cuir et chair », etc., etc. Le caractère le plus distinctif du saphati paraissait être sa localisation sur la face ou le crâne.

NOTE XXXI.

Il est impossible de déterminer d'une façon précise
le genre de lésions que notre auteur a eues en vue dans
ce chapitre. Il paraît même très-vraisemblable que
plusieurs lésions, différentes comme nature, devaient
être confondues par lui sous cette dénomination vague
de *Pustulæ carbunculosæ*. Ce que les anciens appelaient *Carboncle* (*carbunculus*) ne se trouve nulle
part bien défini, et je ne crois guère m'aventurer en
avançant que ce terme a été appliqué de tout temps et
se trouve appliqué ici par Vigo, non pas à une espèce
morbide unique bien déterminée, mais à plusieurs
maladies distinctes comme essence, se rapprochant
seulement par certains caractères communs, l'ulcération et le sphacèle. Or, les affections de la verge, susceptibles de présenter ce double caractère, sont multiples et variées. Citons comme telles les balano-posthites suraiguës, aboutissant parfois à la gangrène, les
chancres, les syphilides tertiaires, les cancroïdes, voire
même le pénitis, l'érysipèle, l'anthrax, etc... De
sorte qu'en définitive la description des accidents tra-
cée par notre auteur dans ce chapitre ne peut être
sûrement rattachée à aucun type pathologique actuel.

Toujours est-il que cette description, malgré sa
brièveté extrême, contient signalés les principaux accidents qui peuvent succéder aux affections ulcéro-
gangréneuses de la verge, à savoir : les hémorrhagies,
complication assez commune et souvent grave ; — les
lymphangites phlegmoneuses (lymphangites que,
dans son ignorance du système lymphatique, notre

auteur localise dans « le ligament de la verge ») ; — la balano-posthite avec phimosis inflammatoire ; — la gangrène et la perforation du prépuce ; — et enfin la hernie possible du gland à travers la perte de substance subie par ce dernier organe. A ces divers titres, sans contredit, ce chapitre de Vigo mérite toute l'attention du lecteur.

NOTE XXXII.

Bien que ce chapitre et le précédent n'aient plus trait au mal français, j'ai cru néanmoins qu'il y aurait quelque intérêt à les présenter au lecteur.

Ces deux chapitres ne sont pas les seuls où Vigo parle des affections vénériennes déjà connues de son temps. Dans une foule d'autres passages, inutiles à reproduire ici, il fait mention des *échauffements*, des *excoriations* et des *apostèmes abcédés* de la verge ; — des *inflammations du pénis avec tuméfaction et gangrène* ; — des *ulcérations sous-préputiales*, des *ulcères malins* qui naissent entre le gland et le prépuce, et qui sont susceptibles d'affecter consécutivement « les ligaments de la verge » ; — des *érosions* et des *ulcérations de l'urètre* ; — des *apostèmes chauds du testicule* ; — des *ulcères virulents, malins et corrosifs de la vulve et de la matrice*, etc., etc.

Il est incontestable que, pour Vigo, ces diverses affections n'avaient aucun lien, aucun rapport même éloigné avec le mal français. D'une part, en effet, il les décrit avec des symptômes tout différents de ceux qu'il attribue à ce dernier mal; et d'autre part, témoignage matériel non équivoque, il les décrit séparément, isolément, non pas même dans des chapitres distincts, mais dans des livres et des traités distincts de ceux où il parle du mal français.

Loin d'assimiler au mal français, à la vérole, les diverses affections vénériennes qui lui étaient connues, Jean de Vigo les en distingue très-nettement et les présente comme autant d'entités nosologiques ayant leur existence propre, leur individualité particulière. Ce fut plus tard seulement que ces notions de saine clinique s'effacèrent, se perdirent, et que les lésions vénériennes communes commencèrent à être rattachées à la syphilis, incorporées pêle-mêle dans la symptomatologie de la vérole, et confondues toutes ensemble dans une unité morbide artificielle. Or, cette confusion, notre auteur,—relevons cela à sa louange, — notre auteur ne la commit pas; il n'en fut pas coupable, pas plus du reste que ses contemporains. La grande et grave erreur pathologique qui ne tarda pas à réunir en une seule maladie tous les accidents vénériens ne prit naissance qu'après lui et son époque; elle revient donc, elle incombe tout entière aux successeurs de Vigo, aux médecins des générations postérieures.

FIN.

TABLE

———

AVANT-PROPOS.

DU MAL FRANÇAIS.

VARIA.

NOTES ET COMMENTAIRES.

Imprimé à Paris

PAR D. JOUAUST

Rue Saint-Honoré, 338

M DCCC LXXII

www.ingramcontent.com/pod-product-compliance
Lightning Source LLC
LaVergne TN
LVHW050052060726
842524LV00003B/759